Fachlatein

Pharmazeutische und Medizinische Terminologie

Axel Helmstädter
Marcus Plehn

Fachlatein

Pharmazeutische und Medizinische Terminologie

19., durchgesehene Auflage

Axel Helmstädter
Marcus Plehn

Govi

19., durchgesehene Auflage 2023
ISBN 978-3-7741-1736-5 (eBook: ISBN 978-3-7741-1737-2)

Apothekerhaus, Eschborn, Carl-Mannich-Straße 26, 65760 Eschborn
avoxa.de, govi.de

Umschlaggestaltung: Avoxa unter Verwendung des Motivs © monropic – stock.adobe.com
Satz: Reemers Publishing Services GmbH, Krefeld
Druck und Verarbeitung: mediaprint solutions GmbH, Paderborn
Printed in Germany

Bibliografische Information der Deutschen Nationalbibliothek
Die Deutsche Nationalbibliothek verzeichnet diese Publikation in der Deutschen Nationalbibliografie; detaillierte bibliografische Daten sind im Internet über http://dnb.d-nb.de abrufbar.

Wichtiger Hinweis
Aus Gründen der besseren Lesbarkeit wird auf die gleichzeitige Verwendung der Sprachformen männlich, weiblich und divers (m/w/d) verzichtet. Sämtliche Personenbezeichnungen gelten gleichermaßen für alle Geschlechter.

Vorwort

Fast 70 Jahre nach der Erstausgabe 1954 erschien 2021 die 18. Auflage des bewährten Lehrbuchs der pharmazeutischen Fachsprache, das der 2013 verstorbene Begründer Karl-Heinz Schulz ursprünglich für die Ausbildung von Drogisten konzipiert hatte. Es hat sich inzwischen zum absoluten Standardwerk in Pharmaziestudium und PTA-Ausbildung entwickelt.

Für diese Auflage wurden das bewährte didaktische Konzept und der Aufbau beibehalten, die Inhalte aber fortentwickelt und den heutigen Anforderungen angepasst. Dies betrifft insbesondere eine stärkere Berücksichtigung medizinischer Fachbegriffe, deren Beherrschung auch im pharmazeutischen Alltag immer wichtiger wird. Auch einige neuere Wirkstoffe sind hinzugekommen. Verzichtbar waren insbesondere die Bezeichnungen heute in der Apotheke nicht mehr vorkommender Wirkstoffe, Drogen und Zubereitungen. In Einzelfällen, zum Beispiel bei den Salbengrundlagen, waren auch Änderungen in der Arzneibuchnomenklatur zu berücksichtigen. Für die vorliegende, 19. Auflage wurden einige Korrekturen, aber keine grundlegenden konzeptionellen Änderungen vorgenommen, die einer weiteren Auflage vorbehalten sind.

Neben Erfahrungen der Verfasser an den Universitäten Frankfurt und Freiburg sind insbesondere Hinweise von Frau Dr. Christiane Staiger, Neu-Isenburg, Herrn Dr. Andreas Mendel, Brackenheim, Florian Eidam-Weber, Marburg, und Dr. Albrecht Sakmann, Dassendorf, aber auch aus dem weiten Leserkreis eingeflossen. Für alle Anregungen bedanken wir uns herzlich. Verfasser und Verlag freuen sich über eine fortgesetzt hohe Akzeptanz des Lehrbuches und natürlich über jede Anregung aus dem Dozenten- oder Nutzerkreis.

Frankfurt am Main und Freiburg (Brsg.) im Juli 2023

Prof. Dr. Axel Helmstädter
Prof. Dr. Marcus Plehn

Inhaltsverzeichnis

1 Einleitung

1.1 Zusammensetzung der pharmazeutischen Fachsprache

Das Wort „lateinisch“ (latinus) ist eine Ableitung von Latium, dem Namen der Landschaft Mittelitaliens, in der Rom liegt. Unter der lateinischen Sprache verstehen wir aber nicht mehr die Mundart Latiums, sondern die daraus entwickelte Sprache der Römer. Sie ist durch das klassische römische Schrifttum unsterblich geworden und wird in dieser Form noch jetzt in den Schulen gelehrt. Sie liegt auch der kurzen grammatischen Formenlehre dieses Buches zugrunde.

Anders steht es mit dem Wortschatz. Es gibt bis zum heutigen Tag das Latein als lebende Sprache in Staat und Recht, in Kirche und Wissenschaft. Dieses Latein hat im Laufe der Jahrhunderte Veränderungen erfahren. Es hat die Bedeutung mancher Wörter gewandelt, zu alten Wörtern neue Ableitungen gebildet, neue Wörter erschaffen und sich aus anderen Sprachen Fremd- und Lehnwörter einverleibt. So steht es auch mit dem lateinischen Wortschatz der Pharmazie. Er hängt aufs Engste zusammen mit dem der Medizin, der Botanik, der Zoologie und der Chemie. Neben Wörter lateinischer Herkunft treten fast gleich viele Wörter griechischen Ursprungs. Gerade auf dem Gebiet der Heilkunde waren die Griechen bahnbrechend.

Ihre Wörter haben meist lateinische Betonung und Endung erhalten; wir erkennen sie aber an Lauten wie th, ph, rh, z, y und an manchen häufig wiederkehrenden Vorsilben, wie anti – gegen, epi – auf, eu – gut, an – un (verneinend), poly – viel, hydro – Wasser, aber hidro – Schweiß. Manche Wörter kommen in lateinischer *und* griechischer Betonung vor, so Sinăpis und Sinapis. Aus anderen Ländern wurden beispielsweise folgende Wörter übernommen: Gummi (Ägypten), Alkohol, Elixi(e)r (Arabien), Dragee, Pipette, Charge (Frankreich). Manche Drogen wurden erst mit Entdeckung der „Neuen Welt“ bei uns bekannt und behielten ihre Namen. Beispiele sind Tolubalsam, Catechu, Hamamelis, Chinarinde, Guajak oder das Harz Jalapa. Neben die mehr oder weniger latinisierten Formen dieser fremden Wirkstoffe (die meisten der fremdartigen Namen bleiben undekliniert, z. B. Agar-Agar, Kakao) treten die im Laufe der Zeit sich stark vermehrenden Ausdrücke des mehr sinnvollen als sprachschönen Chemielateins (s. Kapitel 5) und die griechisch-lateinische Nomenklatur des Arztes, oft in der Form des Fremdwortes mit den Endungen -ie, -ion usw. In jüngerer Zeit erlangten, vor allem in der Pharmazeutischen Technologie, vermehrt Begriffe englischen Ursprungs Bedeutung. So ergibt der Wortschatz des Pharmazeuten im Ganzen das Bild eines Sprachgemischs, das in der Praxis außerdem den wandelbaren Sprachgepflogenheiten angepasst wird.

1.2 Einige grundlegende Begriffe

Die Begriffe Pharmazie und Apotheke sind griechischen Ursprungs. „Pharmakon" bedeutet dabei gleichzeitig „Arzneimittel" und „Gift"; schließlich ist es meist nur eine Frage der Dosis, ob ein Stoff heilsam oder toxisch wirkt. Das Wort „Apotheke" bezeichnete ursprünglich nichts anderes als einen Lagerraum (griechisch apotithenai – lagern, aufbewahren). Im Laufe der Geschichte engte sich der Wortsinn auf Lagerstätten für Arzneimittel ein. Bis Ende des 19. Jahrhunderts glich der Arbeitsraum des Pharmazeuten eher einer Werkstatt (lateinisch officina) als einem Ladenlokal; trotz des inzwischen eingetretenen Strukturwandels wurde der Begriff „Offizin" als Bezeichnung für den öffentlich zugänglichen (Verkaufs-)Raum einer Apotheke beibehalten. In Arzneibüchern aufgeführte, also typische Bestandteile des Waren- und Rohstofflagers einer Apotheke nennt man folgerichtig offiz*in*ell (nicht offiziell!).

Manche deutschen Begriffe haben in der Fachsprache eine andere Bedeutung als in der Umgangssprache; wichtigstes Beispiel ist das Wort „Droge", das in der Apotheke meist nicht mehr bedeutet als „getrockneter Pflanzenteil". Drogen nennt man aber alle rohen Materialien der drei Naturreiche, aus dem Tierreich zum Beispiel die Spanischen Fliegen. Pfefferminzblätter oder Kamillenblüten wird jeder Pharmazeut, jedoch kein Laie als „Droge" einordnen. Drogen, Chemikalien und Salbengrundlagen werden in sogenannten „Standgefäßen" aufbewahrt, die im Gegensatz zu Abgabegefäßen in der Apotheke verbleiben. Die „Abgabe" von Artikeln ohne ärztliche Verschreibung heißt „Handverkauf" (umgangssprachliche Abkürzung: HV); entsprechend haben Apotheken keine „Theken", sondern „Handverkaufs(HV)-Tische". Für Präparate, die ohne Verschreibung in Apotheken abgegeben werden, hat sich der englische Begriff OTC-Arzneimittel (für „over the counter"), im Gegensatz zu Rx-Arzneimitteln (für verschreibungspflichtig) eingebürgert. Ähnliches gibt es auch in der Medizin, etwa in der Bezeichnung „Krebs" für bösartige Geschwulstkrankheiten, die sich davon ableitet, dass bestimmte Krebsgeschwüre unbehandelt eine dem Krustentier ähnliche Gestalt annehmen.

Zur Herstellung von Arzneimitteln in der Apotheke werden verschiedene Geräte benutzt, die teilweise eine lange Tradition haben. Auch aus der Küche bekannt ist der Mörser (von lat. mortarium, engl. mortar), ein dickwandiges, meist metallenes oder steinernes Gefäß zum Zerkleinern von Materialien mithilfe eines Stößels oder Pistills (lat. pistillum; vgl. italien. pestare – zerstampfen bzw. pesto als Zubereitung aus zerkleinerten Kräutern). Mörser im engeren Sinne werden in der Apotheke nur noch selten benutzt, im Gegensatz zu Reibschalen aus Melaminharz, Edelstahl, Porzellan oder Glas, die beispielsweise zur Salbenbereitung dienen. Das Pistill ist dann das Werkzeug zum Vermengen der Bestandteile. Bekannt ist vor allem die um 1900 eingeführte „Fantaschale", die den Namen ihres Erfinders, des Prager Apothekers Max Fanta (1858–1925) trägt. Zur Aufbewahrung von Salben dienen sogenannte Kruken (niederdeutsch für Krug). Heute kaum noch verwendet werden die sogenannten „Infundierbüchsen", die zur Bereitung heiß-wässriger Pflanzenauszüge, sogenannten Infusen (Aufgüssen) und Dekokten (Abkochungen) dienten. Sie waren so konstruiert, dass man sie bequem in ein Wasserbad einhängen konnte. Die Disziplin der Arzneimittelherstellung in der Apotheke nennt man bisweilen auch „Galenik", nach dem römischen Arzt Galen von Pergamon (ca. 130 – 200 n. Chr.), der sich bereits Gedanken über eine Optimierung der Arzneimittelanwendung machte.

Beachtenswert ist, dass bestimmte Wörter mehrere Bedeutungen haben können (man nennt sie dann Homonyme nach griech. homos – gleich, z. B. os = Mund, aber auch Knochen), und es umgekehrt mehrere Fachbegriffe für das gleiche deutsche Wort gibt (Synonyme, nach griech. syn – zusammen z. B. lat. „bilis" und „fel" sowie griech. „chole" für „Galle"). Bezeichnungen nach Personennamen nennt man Eponyme (griech. epi – nach; vgl. die Pflanzengattung Rauwolfia nach dem Botaniker Leonhard Rauwolf (1535–1596) oder das chemische Element Einsteinium). Aus den Anfangsbuchstaben mehrerer Silben oder Begriffe gebildete Kurzwörter sind Akronyme (nach griech. akros – Spitze, Rand; z. B. ASS für den Wirkstoff Acetylsalicylsäure oder AIDS für „Acquired Immune Deficiency Syndrome"). Wörter in übertragener Bedeutung nennt man Metonyme (nach griech. meta – außerdem; z.B. die Krankheit Krebs). Manche Namen, beispielsweise von Pflanzen aus fremden Ländern, werden unverändert in die Fachsprache übernommen und widersetzen sich hartnäckig einer Deklination (z. B. Ananas). Man spricht dann von Vernakularnamen (von lat. vernaculus – inländisch).

1.3 „Alte" und „neue" lateinische Bezeichnung

Arzneibücher (Pharmakopöen) waren bis weit ins 19. Jahrhundert hinein vollständig in lateinischer Sprache abgefasst. Heute führen die meisten nationalen Pharmakopöen eine lateinische Drogen- oder Substanzbezeichnung noch im Titel oder Untertitel auf. Nahezu ausschließlich in lateinischer Arzneibuchnomenklatur beschriftet sind jedoch die Standgefäße der meisten Apotheken, sodass die genaue Kenntnis der Bezeichnungen unabdingbar ist. Mit dem ersten europäischen Arzneibuch wurde in den 1970er-Jahren die von der deutschen Tradition abweichende „neue lateinische Bezeichnung" romanisch-englischer Tradition europaweit eingeführt.

Sie hat sich jedoch in Deutschland bis heute nicht durchgesetzt und die „alte lateinische Bezeichnung" deutscher Tradition ist immer noch gebräuchlich. Für Studierende ergibt sich somit die Notwendigkeit, sich beide Varianten einzuprägen; in den entsprechenden Kapiteln wird darauf eingegangen. Die „alte lateinische Bezeichnung", „neue lateinische Bezeichnung", Bezeichnung nach AMG § 10 (6) und deutsche Bezeichnung sind im sogenannten Synonymverzeichnis gegenübergestellt, das in jeder Apotheke vorhanden und in Zweifelsfällen maßgeblich ist.

1.4 Schreibweise

Im Lateinischen werden alle Eigennamen und Ableitungen davon mit großem Anfangsbuchstaben geschrieben. Alle übrigen Wörter schreibt man klein. In der „alten lateinischen Bezeichnung" werden alle Substantive (Hauptwörter) sowie adjektivische Eigen- und Städtenamen groß-, alle anderen Wörter kleingeschrieben. In der „neuen lateinischen Bezeichnung" schreibt man gewöhnlich nur den Anfangsbuchstaben einer (einfachen oder zusammengesetzten) Bezeichnung groß. Die lateinischen Buchstaben entsprechen den deutschen und werden auch so benannt.

1.5 Lautwert der Buchstaben

Vokale

Jeder Vokal kann kurz oder lang sein (vgl. Holz–rot, Mann–Magen). Die langen und die kurzen Vokale sind in der Aussprache zu unterscheiden. Bei besonderer Kennzeichnung langer Vokale wird ein Strich über den Vokal gesetzt. Dieser Strich bleibt in der gewöhnlichen Schreibweise weg.

	Lang (-)		Kurz	
a	Bārium	Barium	Cạlcium	Calcium
e	Lēvịsticum	Liebstöckel	Ạdeps	Fett
i	Stịbium	Antimon	Cịtrus	Zitrusfrucht
o	Ōs	Mund	Ọs	Knochen (Bein)
u	Ūva	Traube	Cụrcuma	Gelbwurz
y	salicylicus (sprich ü)	salicylsauer	Cydọnia	Quitte

Diphthonge (Doppellaute)

æ (ä)	Haemostypticum	Blutstillendes Mittel
œ (ö)	Foenịculum	Fenchel
au	Aurum	Gold
eu	Neurịtis	Nervenentzündung

Wenn über dem einen von zwei zusammenstehenden Vokalen ein Trema (Trennungszeichen) steht, so wird jeder Laut für sich gesprochen, z. B. Benzoë – Benzo-e, Aloë – Alo-e. Das Arzneibuch schreibt diese Trennungszeichen nicht; sie werden aber in der „Aussprache" berücksichtigt. Sprich aus: Ọle-um, Ịle-us, Case-ịnum, Rhe-um, Ạbi-es, Coca-ịnum, Trache-ịtis, re-iterạre, Copa-ịva, rọse-us, Hämorrho-ịden; ie wird im Latein getrennt gesprochen: Abi-es, leni-ens.

Konsonanten

Halbvokale:

i	sprich-j-	Iodum – Jod
u	sprich-w-	nach q und gu vor Vokalen spr. Aqua (akwa) – Wasser spr. Unguẹntum (ung-gwentum) – Salbe
v	sprich-w-	Vinum (winum) – Wein

Hauchlaut:

h	Herba –	Kraut

Fließlaute:

l	Liquor –	Flüssigkeit
r	Resịna –	Harz
rh	(griech.) Rhizọma –	Wurzelstock

Reibelaute:

f	(griech. ph) Ferrum	Eisen
	Phọsphorus	Phosphor
s	Semen	Samen

Nasenlaute:

m	Linimẹntum	Liniment
n	Nitrogẹnium	Stickstoff

Verschlusslaute	Stimmhaft, weich	Stimmlos, hart
a) Lippenlaute	b Herba – Kraut	p Pịlula – Pille
b) Zahnlaute	d Mẹdicus – Arzt	t, th Tịlia – Linde, Thymus – Thymian
c) Gaumenlaute	g Granum – Korn	k (griech.), c, x, ch, q Klimaktẹrium – Wechseljahre der Frau Cortex – Rinde Ạqua – Wasser

Ch und th waren ursprünglich stimmlose Laute mit Behauchung, bei denen das h wirklich gesprochen wurde; diese Feinheit in der Aussprache ist früh geschwunden.

Abweichende Aussprache von c, ch und ti – nach neuerer Sprechweise

c wird *vor* hellen Lauten – e, i, y, ae, oe, eu – wie z gesprochen
Beispiele: Acetọnum – Aceton, Cysteịnum – Cystein, Cetạceum – Walrat

c wird *vor* den anderen Lauten wie k gesprochen
Beispiele: Cạlcium – Calcium, colloidạlis – kolloid, fein verteilt, Crọcus – Krokus, islạndicus – isländisch, Cụprum – Kupfer, Ipecacuạnha – Brechwurz, Clạvus – Hühnerauge

ch wird *nach* e, i, y, ae, eu, ue und *vor* diesen Lauten wie in *ich* gesprochen
Beispiele: Chelidọnium – Schöllkraut, Chinịnum – Chinin, Lịchen – Moos, Flechte

ch wird, wenn dem ch ein a, o oder u vorausgegangen ist, wie in *ach* gesprochen
Beispiele: Stomạchicum – Magenmittel, Arạchis – Erdnuss

ch wird *im Anlaut vor* a, o, u, l, r wie k gesprochen
Beispiele: Chamomịlla – Kamille, Cholagọgum – Gallenmittel, Chlorum – Chlor, Chrọmium – Chrom, Cholesterọlum – Cholesterol

ti wird *vor Vokalen* wie „zi" gesprochen
Beispiele: Gentiạna – Enzian, Liquirịtia – Süßholz, Laxạntia – Abführmittel, Essẹntia – Essenz

1.6 Betonungsregeln

Das Latein hat die folgenden strengen Betonungsregeln:

- Zweisilbige Wörter werden auf der *ersten Silbe betont.*
- Drei- und mehrsilbige Wörter werden auf der *vorletzten Silbe betont*, wenn die *vorletzte Silbe lang* ist.
- Drei- und mehrsilbige Wörter werden auf der *drittletzten Silbe betont*, wenn die *vorletzte Silbe kurz* ist.

Als lang gilt eine Silbe, wenn sie einen Vokal hat („Naturlänge"). Alle Diphthonge gelten als lang: Crataẹgus (Weißdorn). *Als lang gilt eine Silbe*, wenn auf ihren Vokal zwei oder mehr Konsonanten folgen („Positionslänge"), z. B. Genịsta – Ginster (-qu- sprich -kw-, -x- sprich -ks- und -z- sprich -ts- gelten als zwei Konsonanten).

Nicht verlängert wird eine Silbe durch b, d, g und p, t, k mit nachfolgendem -l- oder -r-. *Betone also:* quạdruplex – vierfach, aber decẹmplex – zehnfach.

Hẹrbae – die Kräuter, Herbạrum – der Kräuter

Amylẹnum – Amylen-
Amỵlium – Amyl-
Ạmylum – Stärke

Zur Klärung der Betonung erhalten in diesem Lehrbuch einige Begriffe einen Punkt unter dem Vokal bzw. bei Doppellauten unter dem zweiten Vokal der Vokalverbindung der betonten Silbe. Der Betonungspunkt wird – wie der Längsstrich – in der gewöhnlichen Schreibweise nicht gesetzt.

2 Grammatikalische Grundlagen

2.1 Nomen (deklinierbares Wort; Mehrzahl: lat. Nomina)

Substantiv – Hauptwort (Herba – das Kraut)
Adjektiv – Eigenschaftswort (amarus, -a, -um – bitter)
Numeral – Zahlwort (duo – zwei), ab quatuor – vier undeklinierbar

Durch die Endung eines Nomens werden ausgedrückt:

- *Kasus* – Fall
  1. Fall Nominativ – Frage: Wer? oder Was?
  2. Fall Genitiv – Frage: Wessen?
  3. Fall Dativ – Frage: Wem?
  4. Fall Akkusativ – Frage: Wen? oder Was?

  und als Besonderheit des Lateinischen

  5. Fall Ablativ – Frage: Womit, Wovon, Wodurch?

- *Numerus* – Zahl
  Singular – Einzahl
  Plural – Mehrzahl
- *Genus* – Geschlecht
  Masculinum – männliches Geschlecht
  Fẹmininum – weibliches Geschlecht
  Neutrum – sächliches Geschlecht

MERKE

Das lateinische Neutrum hat im Nominativ und im Akkusativ stets die gleiche Endung. Im Plural endet es mit -a, z. B. Neutrum – Neutra, Antibiotikum – Antibiotika usw. „Antibiotikas“ gibt es ebenso wenig wie „ein Antibiotika“.

2.2 Verbum (konjugierbares Wort – Zeitwort; Mehrzahl: lat. Verba)

a) *Verbum finitum:* Verbformen, die konjugiert, d. h. durch Personenendungen bestimmt sind (vgl. S. 52),
b) *Verbum infinitum:* Nominalformen des Verbs; sie *können dekliniert* werden.

Das Verbum finitum drückt aus:
das *Genus verbi* – die Handlungsart, Vorgangsrichtung:
1. Aktiv – Tatform (ich lindere)
2. Passiv – Leideform (es wird gelindert)

das *Tempus* – die Zeit:
z. B. Präsens – Gegenwart (er teilt)

den *Modus* – die Aussageweise:
Indikativ – Wirklichkeitsform (er zerstößt)
Konjunktiv – Möglichkeits- und Wunschform (er zerstoße)
Imperativ – Befehlsform (zerstoße!)

den *Numerus* – die Zahl:
Singular – Einzahl (ich koche)
Plural – Mehrzahl (wir kochen)

die *Person* – erste, zweite, dritte Person:
(ich nehme, du nimmst usw.)

Nominalformen sind:
Infinitiv – Grundform
Partizip – Mittelwort
a) *des Präsens im Aktiv* (miscere: mischen, das Mischen)
b) *des Perfekts im Passiv* (mixtus: gemischt, der gemischte Trank)

2.3 Partikel

Die Partikel werden weder dekliniert noch konjugiert.
Hierunter fallen:
Adverb – Umstandswort (levissime – sehr leicht)
Konjunktion – Bindewort (et – und)
Präposition – Verhältniswort (ad – zu)

2.4 Kasusformen

Die Kasusformen der Nomina setzen sich aus dem *Wortstamm* und der *Endung* zusammen. Der Stamm drückt Begriff und Bedeutung eines Wortes aus. Die Endung zeigt Kasus, Numerus und Genus des Substantives an. Einen Artikel (Geschlechtswort) gibt es im Lateinischen nicht. Deshalb heißt: Tinctụra – „*die* Tinktur", „*eine* Tinktur" oder einfach „Tinktur".

Zur Erfragung der Fälle dienen die folgenden Angaben

Frage	Kasus	Deutsch	Lateinisch
Singular			
Wer? oder Was?	Nominativ	die Tinktur	Tinctụr-a
Wessen?	Genitiv	der Tinktur	Tinctụr-ae
Wem?	Dativ	der Tinktur	Tinctụr-ae
Wen? oder Was?	Akkusativ	die Tinktur	Tinctụr-am
Womit?	Ablativ	mit der Tinktur	Tinctụr-a
Wovon?		von der Tinktur	
Wodurch?		durch die Tinktur	
Plural			
Wer? oder Was?	Nominativ	die Tinkturen	Tinctụr-ae
Wessen?	Genitiv	der Tinkturen	Tinctur-ạrum
Wem?	Dativ	den Tinkturen	Tinctụr-is
Wen? oder Was?	Akkusativ	die Tinkturen	Tinctụr-as
Womit?	Ablativ	mit den Tinkturen	Tinctụr-is
Wovon?		von den Tinkturen	
Wodurch?		durch die Tinkturen	

2.5 Verkleinerungsformen

Die pharmazeutische Terminologie bedient sich bei Verkleinerungen spezifischer Endungen, die den deutschen Endsilben -chen und -lein entsprechen. Dabei kommen hauptsächlich die folgenden drei Suffixe vor:

1. -culus, a, um (lat.) Diminuitiv
   Bsp: Mus (Maus) – Musculus (Mäuschen, Muskel)
   Bsp: Cutis (Haut) – Kutikula (Außen-Häutchen bei Pflanzen)
   Bsp: Tuber (Höcker) – Tuberculum (Knötchen, Geschwulst)
2. -ellus, a, um (lat.) Diminuitiv
   Bsp: Lamina (Platte, Blatt) – Lamella (Lamelle, Plättchen)
   Bsp: Myrtus (Myrte) – Vaccinium myrtillus (Heidelbeere)
   Bsp: Organon (Werkzeug) – Organellum (zelluläre Feinstruktur)

3. -ett(e) (franz./ital.) Diminuitiv
   Bsp. Tabula (Tafel) – Tabuletta (Täfelchen, Tablette)
   Bsp. Pipa (Pfeife) – Pipetta (kleine Pfeife, Pipette)

2.6 Deklinationen

Wir unterscheiden bei den Substantiven nach ihrem Stammauslaut *folgende Deklinationen:* a-, o-, konsonantische, u- und e-Deklination. Als Sonderform der konsonantischen Deklination findet die i-Deklination/gemischte Deklination (s. Abschnitt 3.4.4) bei der Bildung der lateinischen Bezeichnungen Anwendung. Am besten erkennt man den Stammauslaut im Genitiv Plural.

herbạ-rum, foliọ-rum, radịc-um, frụctu-um, speciẹ-rum
ạ ọ kons. ụ ẹ

Der Stammauslaut ist, besonders bei den vokalischen Deklinationen, nicht in jedem Kasus erkennbar; denn Stammauslaut und Endung sind oft zu einer Einheit verschmolzen. Deshalb werden bei den Deklinationsbeispielen nicht immer die Begriffe Stamm und Endung, sondern *Wortstock* und *Wortausgang* benutzt.

MERKE

Den *Wortstock* findet man, indem man vom Genitiv Singular die Endung abstreicht: z. B. herb-ae, foli-i, radịc-is, fruct-us, speci-ẹị.

2.7 Grundregeln zur Bildung lateinischer pharmazeutischer Bezeichnungen

Für die Bildung der meisten pharmazeutischen Fachbegriffe, insbesondere der Drogen (z. B. Pfefferminzblätter) und Zubereitungen (z. B. Baldriantinktur), sind die Fälle Nominativ und Genitiv wesentlich. Die Begriffe werden allerdings im Fachlatein der heutigen Arzneibücher („Neulatein“, vgl. Abschnitt 1.3) anders gebildet als im Fachlatein deutscher Tradition („Altlatein“), das man auf den meisten Apothekengefäßen noch immer findet.

In der *neuen lateinischen Bezeichnung* steht der Name der Pflanze oder des Inhaltsstoffs an erster Stelle im Genitiv Singular, es folgt die Art der Droge oder Zubereitung im Nominativ Singular. Die Drogenbezeichnung steht auch dann im Singular, wenn tatsächlich mehr als ein Einzelteil gemeint ist (Blüten, Bätter). Drogen- und Zubereitungsform werden kleingeschrieben.

Bsp. (*Urtica – Brennnessel; herba – Kraut; folium, plural folia – Blatt/Blätter*)

Brennnesselkraut Urticae (Gen. Sing.) herba (Nom. Sing.)
„Der Brennnessel Kraut“

Belladonnablätter — Belladonnae (Gen. Sing.) folium (Nom. Sing.)
„Der Belladonna Blatt“
Arnikatinktur — Arnicae (Gen. Sing.) tinctura (Nom. Sing.)
„Der Arnika Tinktur“

In der *alten lateinischen Bezeichnung* steht die Art der Droge oder Zubereitung an erster Stelle im Nominativ Singular oder Plural (je nach Drogenform), es folgt der Name der Pflanze oder des Inhaltsstoffs im Genitiv. Er wird großgeschrieben.

Brennesselkraut — Herba (Nom. Sing.) Urticae (Gen. Sing.)
„Kraut der Brennessel“
Belladonnablätter — Folia (Nom. Plural) Belladonnae (Gen. Sing.)
„Blätter der Tollkirsche“
Arnikatinktur — Tinctura (Nom. Sing.) Arnicae (Gen. Sing.)
„Tinktur der Arnika“

Einige weitere Beispiele in der Gegenüberstellung

Neulatein	Altlatein	Deutsch
Hyperici herba	Herba Hyperici	Johanniskraut
Betulae folium	Folia Betulae	Birkenblätter
Lavandulae flos	Flores Lavandulae	Lavendelblüten
Rosae aqua	Aqua Rosae	Rosenwasser
Valerianae tinctura	Tinctura Valerianae	Baldriantinktur
Thymi sirupus	Sirupus Thymi	Thymiansirup

In Einzelfällen unterscheiden sich die Pflanzennamen zwischen „Neulatein“ und „Altlatein“, beispielsweise dann, wenn die heute übliche botanisch-wissenschaftliche Bezeichnung von der herkömmlichen abweicht. Weitere Erläuterungen finden sich in Abschnitt 4.1, zu den wichtigsten Bezeichnungen von Drogen und Zubereitungen in der Apotheke siehe Kap. 8–10. Zu den neu- und altlateinischen Bezeichnungen der Säuren und Salze vgl. Kap. 5.

ÜBUNG LÖSUNG S. 153

Überführen Sie die folgenden Bezeichnungen vom „Altlatein“ ins „Neulatein“:
Tinctura Gentianae, Folia Betulae, Flores Arnicae, Pasta Zinci, Spiritus Melissae.

3 Grammatische Formenlehre

3.1 „a“-Deklination

Die Substantive dieser Deklination enden im Nominativ Singular auf „a“.
Genus: Femininum

Deklinationsbeispiel

Herba – das Kraut

	Wortstock	Wortausgang	Übersetzung
Singular			
Nominativ	Herb-	a	das Kraut
Genitiv	Herb-	ae	des Krautes
Dativ	Herb-	ae	dem Kraute
Akkusativ	Herb-	am	das Kraut
Ablativ	Herb-	a	mit dem Kraut
			von dem Kraut
			durch das Kraut
Plural			
Nominativ	Herb-	ae	die Kräuter
Genitiv	Herb-	ạrum	der Kräuter
Dativ	Herb-	is	den Kräutern
Akkusativ	Herb-	as	die Kräuter
Ablativ	Herb-	is	mit den Kräutern von den Kräutern durch die Kräuter

In der Pharmazie braucht man vor allem Nominativ und Genitiv.

Beispiele:

Agrimọnia	Odermennig
Althaẹa	Eibisch
Ampụlla	die Ampulle
Angịna	die Verengung, z. B. der Herzkranzgefäße
Ạnima	die Seele
Ạqua	das Wasser
Artemịsia	Beifuß

Avẹna	Hafer
Belladọnna	Belladonna, Tollkirsche
Bẹtula	Birke
Bucca	die Backe
Cạpsula	die Kapsel
Cạssia	Zimt
Cera	das Wachs
Chamomịlla	Kamille
Cịnchona	Baum der Chinarinde
Chorda	Catgut, chirurgisches Nahtmaterial
Convallạria	Maiglöckchen
Corona	der Kranz, die Krone
Cura	die Pflege
Fẹmina	die Frau
Fịstula	die Röhre
Formịca	die Ameise
Fractụra	der Knochenbruch
Frạngula	Faulbaum
Gentiạna	Enzian
Gịngiva	das Zahnfleisch
Glạndula	die Drüse
Gutta	der Tropfen
Ipecacuạnha	Brechwurz
Lana	die Wolle
Lavạndula	Lavendel
Lịngua	die Zunge
Liquirịtia	das Süßholz
Mamma	die weibl. Brust
Matricạria/Chamomịlla recutita	Kamille
Medicịna	die Arznei, Medizin, die Heilkunst
Mentha	die Minze
Mixtụra	die Mischung
Olla	der Topf, die Kruke
Orỵza	der Reis
Pịlula	die Pille
Placẹnta	der (Mutter-)Kuchen
Prịmula	Primel, Schlüsselblume
Resịna	das Harz
Rosa	die Rose
Salịva	der Speichel
Sạlvia	der Salbei
Silva	der Wald
Spọngia	der Schwamm
Terra	die Erde

Tinctụra	die Tinktur
Tonsịlla	die Rachenmandel
Urea (altlat.)	der Harnstoff
Uva	die Traube
Vagina	die Scheide
Verọnica	Ehrenpreis
Vẹsica	die Blase
Via	der Weg
Vita	das Leben

3.2 „o"-Deklination

Die Substantive dieser Deklination enden im Nominativ Singular auf -us oder auf -um. Substantiva auf -us sind Masculina, Substantiva auf -um Neutra.

3.2.1 Masculinum

Sirupus – der Sirup

	Wortstock	Wortausgang	Übersetzung
Singular			
Nominativ	Sirup-	us	der Sirup
Genitiv	Sirup-	i	des Sirups
Dativ	Sirup-	o	dem Sirup
Akkusativ	Sirup-	um	den Sirup
Ablativ	Sirup-	o	mit dem Sirup von dem Sirup durch den Sirup

	Wortstock	Wortausgang	Übersetzung
Plural			
Nominativ	Sirup-	i	die Sirupe
Genitiv	Sirup-	ọrum	der Sirupe
Dativ	Sirup-	is	den Sirupen
Akkusativ	Sirup-	os	die Sirupe
Ablativ	Sirup-	is	mit den Sirupen von den Sirupen durch die Sirupe

MERKE

Bäume und Sträucher auf -us sind im Lateinischen Feminina, weil die Römer hinter ihnen weibliche Gottheiten vermuteten. Die Nachsilben -ulus, -olus, -ellus, -illus sind Verkleinerungssilben.

Beispiele:

Anus	der Ring, After
Bacịllus (auch Neutrum Bacillum)	das Stäbchen
Bolus (Femininum)	der Ton, Lehm
Bulbus	die Zwiebel
Capịllus	das Haar
Comprẹssi (Tabulettae)	Tabletten (Plural)
Crataẹgus (Femininum)	Weißdorn
Dịgitus	der Finger, die Zehe
Fucus	Tang
Fungus	der Schwamm, Pilz
Glọbulus	die (Vaginal-)Kugel
Globuli (Plural)	Streukügelchen
Hyoscỵamus	Hyoscyamus-, Bilsenkraut
Junịperus (Femininum)	Wacholder
Malus (Femininum)	Apfelbaum
Mẹdicus	der Arzt
Mercụrius	das Quecksilber
Morbus	Krankheit
Mucus	der Schleim
Myrtịllus	Heidelbeere
Nucleus	der Kern
Ọculus	das Auge
Pinus (Femininum)	Kiefer
Rụbus fruticọsus	Brombeere
Rụbus idaẹus	Himbeere
Sambụcus (Femininum)	Holunder
Somnus	der Schlaf
Stomachus	der Magen
Succus	der Saft
Tạrtarus	der Weinstein
Thymus	Thymian; Thymusdrüse, Gemüt
Ursus	der Bär
Ụterus	die Gebärmutter
Ventrịculus	der Magen, die Kammer
Vir	Mann
Virus (Neutrum!)	das Gift, das Virus (Krankheitserreger)

3.2.2 Neutrum

Acidum – die Säure

	Wortstock	Wortausgang	Übersetzung
Singular			
Nominativ	Ạcid-	um	die Säure
Genitiv	Ạcid-	i	der Säure
Dativ	Ạcid-	o	der Säure
Akkusativ	Ạcid-	um	die Säure
Ablativ	Ạcid-	o	mit der Säure von der Säure durch die Säure
Plural			
Nominativ	Ạcid-	a	die Säuren
Genitiv	Ạcid-	ọrum	der Säuren
Dativ	Ạcid-	is	den Säuren
Akkusativ	Ạcid-	a	die Säuren
Ablativ	Ạcid-	is	mit den Säuren von den Säuren durch die Säuren

Beispiele:

Neutra

Absịnthium	Wermut
Acẹtum	der Essig
Aconịtum	Eisenhut
Aetherọleum	Ätherisches Öl
Ạmylum	die Stärke
Aurạntium	Orange (Pomeranze)
Bạlneum	das Bad
Cạpsicum	Spanischer Pfeffer
Carvum	Kümmel
Caryophỵllum	Nelke
Centaụrium	Tausendgüldenkraut
Chelidọnium	Schöllkraut
Cinnamọmum	Zimt
Cọlchicum	Herbstzeitlose
Crạnium	Schädel
Duodẹnum	Zwölffingerdarm
Emplạstrum	das Pflaster
Equisẹtum	Schachtelhalm, Zinnkraut
Extrạctum	Extrakt
Foenịculum	Fenchel

Fọlium	Blatt
Hippocạstanum	Rosskastanie
Lamium	Taubnessel
Levịsticum	Liebstöckel
Lignum	Holz
Linum	Lein
Lycopọdium	Bärlapp
Macerạtum	Wässriger Drogenauszug (kalter Aufguss)
Millefọlium	Schafgarbe
Oculẹntum	Augensalbe
Ọleum	(Fettes) Öl, Tran
Olịbanum	Weihrauch
Ovum	Ei
Oxygẹnium	Sauerstoff
Pericạrpium	Schale, Fruchtschale, Hülse (ohne Samen)
Potassium (engl.)	Kalium
Rectum	Mastdarm
Rheum	Rhabarber
Sodium (engl.)	Natrium
Stramọnium	Stechapfel
Suspensorium	Hodenschutz
Suppositọrium	Zäpfchen
Sỵmphytum	Beinwell
Trịticum	Weizen
Unguẹntum	Salbe
Vaccịna	Impfstoffe (Plural)
Vaselịnum	Vaselin
Venẹnum	Gift
Vinum	Wein
Viscum	Mistel
Vitrum	Flasche, Glas, Gefäß

Zahlreiche organische Wirkstoffe werden durch Bildung der Neutrumform auf -um latinisiert:

Acetọnum	Aceton
Atropịnum	Atropin
Chinịnum	Chinin
Chlorhexidịnum	Chlorhexidin
Codeịnum	Codein
Coffeịnum	Coffein
Dronabinọlum	Dronabinol
Ethanọlum	Ethanol (Weingeist)
Glycerọlum	Glycerol („Glycerin(um)" = Glycerol(um) 85 %)
Hydrocortisọnum	Hydrocortison
Mometasọnum	Mometason

Morphịnum	Morphin
Paraffịnum	Paraffin
Pilocarpịnum	Pilocarpin
Prednicarbạtum	Prednicarbat
Prednisolọnum	Prednisolon
Ụreum (neulat.)	Harnstoff (Carbamid)

Entsprechend wird auch mit den lateinischen Bezeichnungen chemischer Elemente verfahren, vgl. Kalium, Natrium, Barium, Zincum oder auch Einsteinium, Polonium etc.

3.3 Adjektive (Eigenschaftswörter)

3.3.1 Bedeutung des Adjektivs

Das Adjektiv gibt besondere Eigenschaften oder Zustände der Pflanzen, Drogen und Chemikalien an, auf die sie sich beziehen.

Beispiele:

Geschnittenes Wermutkraut	(Zustand)
Starke Schmerztabletten	(Eigenschaft)

Zustände bezeichnen vor allem die von Verben abgeleiteten Adjektive (Verbaladjektive, Mittelwörter – Participia).

3.3.2 Geschlecht des Adjektivs

Das Geschlecht richtet sich nach dem Substantiv, dessen Eigenschaften es wiedergibt. Es muss also bei den Adjektiven das Geschlecht des Substantivs irgendwie wiederkehren. Da die lateinische Sprache das jeweilige Geschlecht durch die Endung des Wortes anzeigt, müssen die Adjektive verschiedene Endungen haben.

In der lateinischen Sprache gibt es Adjektive in der „o"-, „a"-, und der „i"- Deklination. *Alle Adjectiva, die nach der „o"- bzw. „a"-Deklination gebeugt werden, haben die Nominativendung -us oder -er, wenn sie männlichen Geschlechts, -a, wenn sie weiblichen Geschlechts, und -um, wenn sie sächlichen Geschlechts sind.*

Hierher gehören auch die Mittelwörter, die einen abgeschlossenen Zustand ausdrücken (Partizipien im Perfekt).

Beispiel:	Geschnitten	concịs-us	(Masculinum)
		concịs-a	(Femininum)
		concịs-um	(Neutrum)

Lernen wir also ein Adjektiv mit der Endung -us, können wir leicht nach dem obigen Beispiel die anderen Formen bilden. Diese Formen werden in der bekannten Weise dekliniert. Über die Adjektive der „i"-Deklination s. Abschnitt 3.7.

3.3.3 Stellung des Adjektivs zum Substantiv

Das Adjektiv richtet sich im Kasus (Fall), im Numerus (d. h. Singular oder Plural) und in seinem Genus (Geschlecht) nach dem Substantiv, das es näher bezeichnet.

Beispiele:				
	Cresọlum	das Cresol	Tinctura	die Tinktur
	crudus	roh	amarus	bitter
	das rohe Cresol	Cresọlum crudum	bittere Tinktur	Tinctura amara
		1 2		1 2

1. Cresọlum (Nominativ – Singular – Neutrum)
2. crudum (Nominativ – Singular – Neutrum)

1. Tinctura (Nominativ – Singular – Femininum)
2. amara (Nominativ – Singular – Femininum)

3.3.4 Stellung des Adjektivs bei lateinischen Bezeichnungen mit zwei Substantiven

Besteht eine lateinische Bezeichnung aus zwei Substantiven, so muss man sich fragen, zu welchem Substantiv die Eigenschaft gehört.

Beispiel: Pfefferminzblätter

Das Blatt der Pfeffer-Minze Menthae piperitae folium
1 2 3 3 2 1

Hier bezieht sich das Adjektiv auf Menthae (3) – der Minze (Menthae – a-Deklination – Genitiv Singular – Femininum), denn die Minze hat die Vorsilbe Pfeffer.
Deshalb bekommt das Adjektiv piperitus (2) – Pfeffer... die Endung des Genitivs Singular Femininum – piperitae.

Beispiel: Geschnittene Eibischwurzel

Die geschnittene Wurzel des Eibisch – Althaeae radix concisa
2 1 3 3 1 2

Hier bezieht sich das Adjektiv auf Radix (1) – die Wurzel, denn die Wurzel ist geschnitten. (Radix – konsonantische Deklination – Nominativ Singular – Femininum).
Deshalb bekommt das Adjektiv concisus (2) – geschnitten die Endung des Nominativs Singular Femininum – concisa.

Ausnahmen

a) Einige Adjektive der „o"-Deklination haben im Nominativ Singular – Masculinum die Endung -er.

niger, nigra, nigrum	schwarz
ruber, rubra, rubrum	rot
somnịfer, somnịfera, somnịferum	schlafbringend

Deklinationsbeispiel

ruber, rubra, rubrum – rot

Wortstock: rubr-

	Masculinum	Femininum	Neutrum
Singular			
Nominativ	rụb*er*	rụbr*a*	rụbr*um*
Genitiv	rụbr*i*	rụbr*ae*	rụbr*i*
Dativ	rụbr*o*	rụbr*ae*	rụbr*o*
Akkusativ	rụbr*um*	rụbr*am*	rụbr*um*
Ablativ	rụbr*o*	rụbr*a*	rụbr*o*
Plural			
Nominativ	rụbr*i*	rụbr*ae*	rụbr*a*
Genitiv	rubr*ọrum*	rubr*ạrum*	rubr*ọrum*
Dativ	rụbr*is*	rụbr*is*	rụbr*is*
Akkusativ	rụbr*os*	rụbr*as*	rụbr*a*
Ablativ	rụbr*is*	rụbr*is*	rụbr*is*

b) Wenn sich das Adjektiv auf ein Substantiv der *„konsonantischen", „u"- oder „e"-Deklination* bezieht, so besteht in den Endungen keine Übereinstimmung zwischen Substantiv und Adjektiv. Stets aber besteht Übereinstimmung im Geschlecht, im Fall und in der Zahl zwischen dem Substantiv und seinem Adjektiv.

Beispiele:

Masculinum:	*Geschnittene Faulbaumrinde*		
	Frangulae	cortex	concis-us
		Masc.	*Masc.*
		Nom.	*Nom.*
		Sing.	*Sing.*
Femininum:	*Geschnittene Eibischwurzel*		
	Althaeae	radix	concis-a
		Fem.	*Fem.*
		Nom.	*Nom.*
		Sing.	*Sing.*

Neutrum:	*Pulverisierter Leinsamen*		
	Lini	semen	pulveratum
		Neutr.	*Neutr.*
		Nom.	*Nom.*
		Sing.	*Sing.*

Weitere Beispiele s. S. 45 bis 49.

3.3.5 Steigerungsformen

Die Adjektive sind steigerungsfähig.
Die Stufen der Steigerung sind:

Grundstufe (Positiv)	z. B. rein
Vergleichsstufe (Komparativ)	reiner
Höchststufe (Superlativ)	am reinsten

Die Steigerung erfolgt durch Endungen, die an den Wortstock angehängt werden. *Der Komparativ wird für Masculinum und Femininum durch die Nachsilbe -ior ausgedrückt. Der Komparativ für ein Neutrum wird durch die Nachsilbe -ius ausgedrückt.* Komparative sind in der pharmazeutischen Terminologie selten.

Beim Superlativ wird dem Wortstamm angefügt: -issimus, -issima, -issimum.
Beispiele: purus – rein: purissimus – reinst; fortis – stark: fortissimus – am stärksten

Bei allen Adjektiven, die im Nominativ Singular -er haben (z.B. ruber – rot), ist die Superlativendung -errimus, -errima, -errimum.

Ausnahmen:
magnus, -a, -um – maior – maximus, -a, -um – groß
parvus, -a, -um – minor – minimus, -a, -um – klein
bonus, -a, -um – melior – optimus, -a,-um – gut

3.3.6 Deklinationsbeispiel der Wortgruppe Substantiv und Adjektiv

compositus, -a, -um – zusammengesetzt

Zusammengesetzter Thymiansirup – (Sirupus: Masculinum)
Singular

Nominativ	Thymi	sirupus	compositus
Genitiv	Thymi	sirupi	compositi
Dativ	Thymi	sirupo	composito
Akkusativ	Thymi	sirupum	compositum
Ablativ	Thymi	sirupo	composito

Plural

Nominativ	Thymi	sirupi	compositi
Genitiv	Thymi	siruporum	compositorum
Dativ	Thymi	sirupis	compositis
Akkusativ	Thymi	sirupos	compositos
Ablativ	Thymi	sirupis	compositis

3.3.7 Adjektive auf -us, -a, -um

absolụtus	absolut (wasserfrei)
ạcidus	sauer
activạtus	aktiv/medizinisch wirksam
aequus	gleich
albus	weiß, gebleicht
alcalịnus	alkalisch
amạrus	bitter
ammoniạtus	ammoniakhaltig
anhỵdricus	wasserfrei
aquọsus	wässrig, wasserhaltig
compọsitus	zusammengesetzt
concentrạtus	konzentriert
concịsus	geschnitten
consẹrvatus	konserviert
contụsus	zerstoßen, zerrieben
crudus	roh
denaturạtus	vergällt, zum Genuss unbrauchbar
depurạtus	gereinigt
destillạtus	destilliert
dilụtus	verdünnt
dispẹrsus	dispers, feinverteilt
durus	hart
emẹticus	brecherregend, Brech ...
ethẹreus	etherisch, Ether ...
exsiccạtus	ausgetrocknet
externus	äußerlich

ÜBERSETZUNGSÜBUNG LÖSUNG S. 153

Wasserfreies Ethanol, Konserviertes Wasser, Wasserfreies Ephedrin, Coffein-Tabletten. Crataegi extractum fluidum, Crataegi extractum siccum normatum, Cera alba, Vaselinum album, Extracta sicca, Anisi aetheroleum, Betulae folium, Rubi idaei sirupus, Lauri oleum, Equiseti herba, Sennae folium concisum, Menthae piperitae folium concisum, Absinthii herba concisa, Liquiritiae extractum siccum.

flavus	gelb
fluidus	flüssig, Fluid ...
fruticọsus	buschig, strauchig
humạnus	menschlich, Menschen ...
hydrogenạtus	gehärtet (mittels Hydrierung)
intẹrnus	innerlich
intravenọsus	intravenös
invẹrsus	umgekehrt, Invert ...
lanatụs	wollig
levịs	leicht
lịquidus	dickflüssig (flüssig)
liquefạctus	verflüssigt
longus	lang
luteus	gelb
marịnus	zum Meer gehörend, Meer ...
matụrus	reif
medicạtus	medizinisch, wirkstoffhaltig
mucilaginọsus	gelartig, schleimig
mundạtus	geschält
murinus	von der Maus
nervịnus	beruhigend, Nerven ...
nonionicus	nichtionisch
non ionogẹnicus	nicht ionogen
normạtus	eingestellt
novus	neu
oleọsus	ölig, ölhaltig
ophthạlmicus	auf das Auge wirkend, Augen ...
palliatịvus	lindernd
perlịquidus	dünnflüssig
ponderọsus	schwer
praecipitạtus	gefällt
prọprius	eigen
purificạtus	gereinigt
purụs	rein
raffinạtus	raffiniert, gereinigt
rectificạtus	rektifiziert, gereinigt
sanus	gesund
saponạtus	seifenhaltig, Seifen ...
sativus	eingesät, kultiviert
sedatịvus	beruhigend
siccạtus	getrocknet
siccus	trocken
silicẹus	kieselhaltig, Kiesel ...
sọlidus	hart

spirituọsus	weingeistig
spissus	dickflüssig, eingedickt
stellạtus	sternförmig
subliquidus	dickflüssig
suịllus	vom Schwein stammend, Schweine ...
titrạtus	titriert, eingestellt
tostus	geröstet
totus	ganz
tranquillus	ruhig
ustus	gebrannt
verus	wahr, echt
veterinạrius	tierarzneilich
vinọsus	weinhaltig
vivus	lebend

ÜBERSETZUNGSÜBUNG LÖSUNG S. 153

Gelbes Wachs, Gelbes Vaselin, Weißes Vaselin, Bittere Tinktur, Verflüssigtes Phenol, Dünnflüssiges Paraffin, Hartparaffin, Dickflüssiges Paraffin, Blähungstreibende Tinktur, Zusammengesetzter Thymiansirup.

Vaselini oleum flavum, Thymi herba concisa, Anisi stellati fructus, Foeniculi aetheroleum, Adeps suillus, Cera alba, Urticae folium, Droserae herba.

Die Bezeichnungen für Arzneistoffgruppen sind von Adjektiven abgeleitet; so sind Heilmittel (lateinisch: remedia) gegen Schmerzen „Remedia analgetica"; beruhigende Mittel „Remedia sedativa". Im Allgemeinen spricht man nur von „Analgetika" oder „Sedativa" (vgl. S. 123 – 126).

3.3.8 Adjektive von Eigennamen, Länder- und Städtenamen

africanus	afrikanisch
americạnus	amerikanisch
ạnglicus	englisch
arạbicus	arabisch
carolịnus	aus Karlsbad kommend, Karlsbader ...
ceylạnicus	aus Sri Lanka (Ceylon) stammend, (Ceylon ...)
gạllicus	französisch
germạnicus	deutsch
graecus	griechisch
hispạnicus	spanisch
ịndicus	indisch
islạndicus	isländisch
japọnicus	japanisch
peruviạnus	aus Peru kommend, Peru ...

romanus römisch
russicus russisch

MERKE

In der „alten lateinischen Bezeichnung" werden die adjektivischen Eigen- und Städtenamen großgeschrieben,

Bsp.: Carolinus aus Karlsbad kommend, Karlsbader ...
Ems aus Bad Ems kommend, Emser ...
Romanus Römische ...

3.4 Konsonantische Deklination

Diese Deklination umfasst alle drei Geschlechter und ist sehr formenreich. Der Nominativ des Singulars hat ganz verschiedene Endungen, jedes Geschlecht hat mehrere, und davon gibt es noch Ausnahmen. Der Genitiv muss stets mitgelernt werden. Seine Kasusendung heißt -is; nimmt man sie weg, so bleibt der Stamm übrig. Er geht auf einen Konsonanten aus (daher konsonantische Deklination).

3.4.1 Masculina

Deklinationsbeispiel

Flos die Blüte

Masculinum		
Singular		
Nominativ	Flos	die Blüte
Genitiv	Flor-is	der Blüte
Dativ	Flor-i	der Blüte
Akkusativ	Flor-em	die Blüte
Ablativ	Flor-e	mit der Blüte von der Blüte durch die Blüte
Plural		
Nominativ	Flor-es	die Blüten
Genitiv	Flor-um	der Blüten
Dativ	Flor-ibus	den Blüten
Akkusativ	Flor-es	die Blüten
Ablativ	Flor-ibus	mit den Blüten durch die Blüten von den Blüten

Masculina auf „or", „os", „er" und „es"

Aether, Aetheris	der Ether
Calor, Calọris	die Wärme
Color, Colọris	die Farbe
Dolor, Doloris	der Schmerz
Fluor, Fluoris	der Ausfluss (med.)
Labor, Labọris	die Arbeit
Liquor, Liquọris	die Flüssigkeit
Odor, Odoris	der Geruch
Tumor, Tumoris	die Schwellung
Vapor, Vapọris	der Dampf
Flos, Flọris	die Blume, die Blüte
Stipes, Stịpitis	der Stengel

Masculina auf „is"

Pulvis, Pụlveris	das Pulver

Masculina auf „o"

Carbo, Carbọnis	die Kohle
Homo, Họminis	der Mensch
Pulmo, Pulmọnis	die Lunge
Sapo, Sapọnis	die Seife

Masculina auf „x" und „s"

Adeps, Ạdipis	das Fett
Cortex, Cọrticis	die Rinde

Masculina auf „l" und „n"

Ạlcohol, Alcohọlis	der Alkohol
Lichen, Lịchenis	die Flechte, das Moos
Ren, Renis	die Niere

ÜBERSETZUNGSÜBUNG LÖSUNG S. 153

Isländisches Moos, Künstliches Emser Salz, Ceylonzimt, Perubalsam, Faulbaumrinde, Geschnittene Faulbaumrinde, Kamillenblüten, Römische Kamillenblüten, Lindenblüten, Ringelblumenblüten, Lungenkraut, Eingestellte Pulver.
Adeps suillus, Adeps solidus, Cresolum crudum, Sapo kalinus, Sapo medicatus, Carbonis granulatum, Carbo activatus.

3.4.2 Feminina

Deklinationsbeispiel

Solụtio die Lösung

Femininum		
Singular		
Nominativ	Solutio	die Lösung
Genitiv	Solution-is	der Lösung
Dativ	Solution-i	der Lösung
Akkusativ	Solution-em	die Lösung
Ablativ	Solution-e	mit der Lösung durch die Lösung von der Lösung
Plural		
Nominativ	Solution-es	die Lösungen
Genitiv	Solution-um	der Lösungen
Dativ	Solution-ibus	den Lösungen
Akkusativ	Solution-es	die Lösungen
Ablativ	Solution-ibus	mit den Lösungen durch die Lösungen von den Lösungen

Feminina auf „o"

Absọrptio, Absorptiọnis	die Absorption (Aufnahme z. B. durch die Haut, im Deutschen eher: Resorption)
Adsorptio, Adsorptionis	die Adsorption (Bindung z. B. an Oberflächen)
Dilụtio, Dilutiọnis	die Verdünnung
Emụlsio, Emulsiọnis	die Emulsion
Hirụdo, Hirụdinis	der Blutegel
Iniẹctio, Iniectiọnis	die Injektion
Lanụgo, Lanuginis	Verbandwatte
Lọtio, Lotiọnis	die Schüttelmixtur, Lotion
Mucilạgo, Mucilạginis	das Gel, der Schleim
Plantạgo, Plantạginis	Wegerich
Suspẹnsio, Suspensiọnis	die Suspension
Triturạtio, Trituratiọnis	die Verreibung
Vẹrtigo, Vertịginis	der Schwindel (med.)

Feminina auf „s" mit vorausgehendem Konsonanten und auf „x"

Faex, Faecis	die Hefe
Juglans, Juglạndis	Walnuss

Lithạnthrax, Lithanthracis	die Steinkohle
Mors, Mortis	der Tod
Nox, noctis	die Nacht
Nux, Nụcis	die Nuss
Pix, Pịcis	der Teer
Radix, Rạdicis	die Wurzel
Salix, Sạlicis	Weide
Vạrix, Vạricis	die Krampfader

ÜBERSETZUNGSÜBUNG LÖSUNG S. 153

Geschnittene Angelikawurzel, Baldrianwurzel, Ipecacuanhawurzel, Enzianwurzel, Geschnittene Faulbaumrinde, Geschnittene Eibischwurzel, Liebstöckelwurzel, Schweineschmalz, Geschnittene Melissenblätter, Rhabarberwurzel, Süßholzwurzel, Belladonnawurzel, Walnussblätter, Weidenrinde, Steinkohlenteer.

Betulae pix, Rhei extractum siccum normatum, Oryzae amylum, Rhei tinctura vinosa, Ethanolum anhydricum, Terra silicea purificata.

Feminina auf „is"

Arạchis, Arạchidis	Erdnuss
Canthạris, Canthạridis	Cantharide (Spanische Fliege)
Epidẹrmis, Epidẹrmidis	die Oberhaut, Epidermis
Hamamẹlis, Hamamẹlidis	Hamamelis, Zaubernuss
Iris, Ịridis	Schwertlilie, Veilchenwurz
Mạys, Mạydis	Mais
Onọnis, Onọnidis	Hauhechel

ÜBERSETZUNGSÜBUNG LÖSUNG S. 154

Erdnussöl, Maisstärke, Hauhechelwurzel, Flüssiges Wachs, Hamamelisfluidextrakt, Zusammengesetzte Fencheltinktur, Fenchelöl.

Balsamum peruvianum, Millefolii flos, Iodi solutio ethanolica, Pepsini vinum.

3.4.3 Neutra

Deklinationsbeispiel

Semen der Samen

Neutrum		
Singular		
Nominativ	Semen	der Samen
Genitiv	Semin-is	des Samens
Dativ	Semin-i	dem Samen
Akkusativ	Semen	den Samen
Ablativ	Semin-e	mit dem Samen durch den Samen von dem Samen
Plural		
Nominativ	Semin-a	die Samen
Genitiv	Semin-um	der Samen
Dativ	Semin-ibus	den Samen
Akkusativ	Semin-a	die Samen
Ablativ	Semin-ibus	mit den Samen durch die Samen von den Samen

Neutra, die im Nominativ Singular auf „men", „ma", „ur", „us" enden

Albụmen, Albụminis	das Eiweiß
Alụmen, Alụminis	der Alaun
Corpus, Cọrporis	der Körper
Gargarịsma, Gargarismạtis	das Gurgelmittel
Genus, Gẹneris	das Geschlecht
Grạmen, Grạminis	das Gras
Klỵsma, Klysmạtis	das Klistier, der Einlauf
Iecur, Iẹcoris	die Leber
Legụmen, Legụminis	die Hülsenfrucht
Pectus, Pẹctoris	die Brust
Rhizọma, Rhizọmatis	der Wurzelstock
Stigma, Stịgmatis	der Griffel
Sulfur, Sụlfuris	der Schwefel
Ulcus, Ulceris	das Geschwür
Vulnus, Vulneris	die Wunde

Ausnahmen

Cor, Cordis	das Herz
Lac, Lactis	die Milch
Mel, Mellis	der Honig
Os, Oris	der Mund
Os, Ossis	der Knochen
Papaver, Papạveris	Mohn
Piper, Pịperis	Pfeffer
Tuber, Tuberis	die Knolle
Vas, Vasis	das Gefäß
Zingịber, Zingịberis	Ingwer

ÜBERSETZUNGSÜBUNG LÖSUNG S. 154

Kalmuswurzelstock, Tormentillwurzelstock, Kartoffelstärke, Rosskastaniensamen, Sublimierter Schwefel, Leinsamen, Lavendelspiritus, Eibischsirup, Bittere Tinktur.
Melissae spiritus compositus, Chamomillae romanae flos, Vaselinum album ophthalmicum, Aurantii extractum fluidum, Foeniculi mel, Piperis albi fructus, Piperis nigri fructus, Zingiberis rhizoma, Opii pulvis normatus.

3.4.4 Sonderformen der konsonantischen Deklination

3.4.4.1 „i"-Deklination

Zu dieser Deklination gehören die Substantive mit den *Endungen -e, -al, -ar im Nominativ Singular.*

Deklinationsbeispiel

„i"-Deklination

Neutrum			
Singular		*Plural*	
Nominativ	verschieden	Nominativ	-ia
Genitiv	-is	Genitiv	-ium
Dativ	-i	Dativ	-ibus
Akkusativ	wie Nominativ	Akkusativ	-ia
Ablativ	-i	Ablativ	-ibus

Neutra auf „e", „al", „ar", „n"

Limon, Limonis	die Zitrone
Secale, Secalis	der Roggen
Animal, Animalis	das Tier
Sal, Salis	das Salz

3.4.4.2 Gemischte Deklination

Die Substantive werden in der Regel im Singular nach der konsonantischen und im Plural nach der i-Deklination dekliniert.

Typisch sind Substantive mit den Endungen -is und -es, die im Nominativ Singular und im Genitiv Singular die gleiche Silbenzahl haben.

Beispiel: Dosis, Dosis — die Dosis, Menge (Einzel-)Gabe
Wortstock: Dos-

Deklinationsbeispiel

„Gemischte Deklination"

Singular			Plural	
Nominativ	Dos-is	die Menge	Dos-es	die Mengen
Genitiv	Dos-is	der Menge	Dos-ium	der Mengen
Dativ	Dos-i	der Menge	Dos-ibus	den Mengen
Akkusativ	Dos-em	die Menge	Dos-es	die Mengen
Ablativ	Dos-i	mit der (von der, durch die) Menge	Dos-ibus	mit den (von den, durch die) Mengen

MERKE

Bei einigen Substantiven der gemischten Deklination ist im Singular auch -im statt -em (Akkusativ) und -i statt -e (Ablativ) gebräuchlich.

Deklinationsbeispiel

Tussis der Husten

Singular		Plural	
Nominativ	Tuss-is	Nominativ	Tuss-is
Genitiv	Tuss-is	Genitiv	Tuss-ium
Dativ	Tuss-i	Dativ	Tuss-ibus
Akkusativ	Tuss-im	Akkusativ	Tuss-is
Ablativ	Tuss-i	Ablativ	Tuss-ibus

Masculina auf „-is", „-ns"

Crinis, Crinis	das Haar
Dens, Dentis	der Zahn
Infans, Infantis	das Kind
Mensis, Mensis	der Monat, die Monatsblutung, die Menstruation
Sanguis, Sanguinis	das Blut
Testis, Testis	der Hoden
Vermis, Vermis	der Wurm

Feminina auf „-is"

Apis, Apis	die Biene
Cạnnabis, Cạnnabis	Hanf
Digitạlis, Digitalis	Fingerhut
Dosis, Dosis	die Menge
Enụresis, Enụresis	das Einnässen
Febris, Febris	das Fieber
Pertụssis, Pertụssis	der Keuchhusten
Sinạpis, Sinapis	die Senfpflanze
Tussis, Tussis	der Husten

3.5 „u"-Deklination

Zu dieser Deklination gehören die Wörter mit der *Nominativ-Singular-Endung -us und -u.* Sie enden im Genitiv Singular beide auf -us. Die Genitivendung wird lang gesprochen.

Die Wörter auf *-us* sind *Masculina*

Flatus	die Blähung
Fructus	die Frucht
Partus	die Geburt
Pseudo-fructus	die Scheinfrucht
Sensus	die Empfindung
Spiritus	der Spiritus, Weingeist
Usus	der Gebrauch
Vomitus	das Erbrechen

aber Quercus (Femininum) — Eiche
Manus (Femininum) — die Hand

Deklinationsbeispiel

Fructus die Frucht

Masculinum		
Singular		
Nominativ	Fruct-us	die Frucht
Genitiv	Fruct-ūs	der Frucht
Dativ	Fruct-ūị	der Frucht
Akkusativ	Fruct-um	die Frucht
Ablativ	Fruct-ū	mit der Frucht durch die Frucht von der Frucht

Plural		
Nominativ	Fruct-ūs	die Früchte
Genitiv	Fruct-uum	der Früchte
Dativ	Fruct-ibus	den Früchten
Akkusativ	Fruct-ūs	die Früchte
Ablativ	Fruct-ibus	mit den Früchten durch die Früchte von den Früchten

ÜBERSETZUNGSÜBUNG LÖSUNG S. 154

Juniperi fructus, Fructus Carvi, Foeniculi fructus.
Senfsamen, Blätter des wolligen Fingerhutes, Geschnittene Eichenrinde, Verdünnter Weingeist.

3.6 „e"-Deklination

Die Wörter dieser Deklination enden im *Nominativ Singular auf -es*, im *Genitiv Singular auf -ei*. Sie sind *Feminina*.

Species, Speciei (spr. ēi) die Art, die Teemischung (Kurzform: Tee, Plural!)

MERKE

In der Praxis spricht man nicht von der Blasenteemischung, sondern vom Blasentee. Da es sich um verschiedene Teesorten handelt, wird *Species* nur im *Nominativ Plural* bei der Übersetzung angewendet.

Caries, Cariei die (Zahn-)Fäule
Dies, Diei der Tag
Rabies, Rabiei die Tollwut

Deklinationsbeispiel

Species die Art, Plural: Teemischung

Femininum	Wortstock	Wortausgang	Übersetzung
Singular			
Nominativ	Speci-	ēs	die Art
Genitiv	Speci-	ēi (spr. ēi)	der Art
Dativ	Speci-	ēi (spr. ēi)	der Art

Femininum			
	Wortstock	Wortausgang	Übersetzung
Akkusativ	Speci-	em	die Art
Ablativ	Speci-	ē	mit der Art durch die Art von der Art
Plural			
Nominativ	Speci-	ēs	die Teemischung
Genitiv	Speci-	ērum	der Teemischung
Dativ	Speci-	ēbus	der Teemischung
Akkusativ	Speci-	ēs	die Teemischung
Ablativ	Speci-	ẹbus	mit der Teemischung durch die Teemischung von der Teemischung

Meist gibt ein beigestelltes Adjektiv die Indikation des Tees (der Teemischung) an, es steht ebenso wie das zugehörige Substantiv „species" im Plural, vgl. Species urologicae (Blasentee), Species laxantes (Abführtee), Species pectorales (Brusttee, Hustentee).

3.7 Adjektive der „i"-Deklination und Partizipien

Wir teilen diese Adjektive in drei Gruppen ein:

1. Adjektive, die im Nominativ Singular nach einem Masculinum, Femininum und Neutrum jeweils eine andere Endung tragen. *Sie enden im Masculinum auf -er, im Femininum auf -is und im Neutrum auf -e.*
2. Adjektive, die im Nominativ Singular nach einem Masculinum und Femininum die gleiche Endung, aber nach einem Neutrum eine andere Endung haben. *Sie enden im Masculinum und Femininum auf -is und im Neutrum auf -e.*
3. Adjektive, die im Nominativ Singular nach einem Masculinum, Femininum und Neutrum die gleiche Endung haben. *Sie enden im Masculinum, Femininum und Neutrum auf -s oder -x.*

MERKE

Dekliniert werden diese Adjektive wie die Substantive der „i"-Deklination. Sie weichen aber in der Endung stets von ihrem Substantiv ab, wenn dieses der „a"-, „o"-, „u"- oder „e"-Deklination gehorcht, wie die Deklinationsbeispiele zeigen.

Adjektive der „i"-Deklination

	Masculinum	Femininum	Neutrum
Mit drei Endungen	silvester	silvestris	silvestre
Mit zwei Endungen	fortis	fortis	forte
Mit einer Endung	duplex	duplex	duplex

3.7.1 Adjektive mit drei verschiedenen Nominativendungen im Singular

acer, acris, acre	scharf
campester, campẹstris, campẹstre	im Feld wachsend, Feld ...
silvester, silvẹstris, silvẹstre	im Wald wachsend, Wald ...

Diese Adjektive werden bei den Pflanzennamen zur Charakterisierung der Art eingesetzt.

Ranụnculus acer	Scharfer Hahnenfuß
Malva silvẹstris	Wilde (im Wald wachsende) Malve
Sedum acre	Scharfer Mauerpfeffer

Die Deklination ist nach den Beispielen im Abschnitt 3.7.2 durchzuführen. Beachte Wortstock und Endung (*Beispiel:* acer, acr-is).

3.7.2 Adjektive mit zwei verschiedenen Nominativendungen im Singular

Masculinum: Carbo animalis – Tierkohle
Femininum: Gutta oralis – orale Tropfflüssigkeit
Neutrum: Unguentum molle – weiche Salbe

	Masculinum Singular		Masculinum Plural	
Nominativ	Carbo	animal*is*	Carbones	animal*es*
Genitiv	Carbonis	animal*is*	Carbonum	animal*ium*
Dativ	Carboni	animal*i*	Carbonibus	animal*ibus*
Akkusativ	Carbonem	animal*em*	Carbones	animal*es*
Ablativ	Carbone	animal*i*	Carbonibus	animal*ibus*

	Femininum Singular		Femininum Plural	
Nominativ	Gutta	oral*is*	Guttae	oral*es*
Genitiv	Guttae	oral*is*	Guttarum	oral*ium*
Dativ	Guttae	oral*i*	Guttis	oral*ibus*
Akkusativ	Guttam	oral*em*	Guttas	oral*es*
Ablativ	Gutta	oral*i*	Guttis	oral*ibus*

	Neutrum Singular		**Neutrum Plural**	
Nominativ	Unguentum	moll*e*	Unguenta	moll*ia*
Genitiv	Unguenti	moll*is*	Unguentorum	moll*ium*
Dativ	Unguento	moll*i*	Unguentis	moll*ibus*
Akkusativ	Unguentum	moll*e*	Unguenta	moll*ia*
Ablativ	Unguento	moll*i*	Unguentis	moll*ibus*

aequalis, -e	gleich
animalis, -e	tierisch, Tier
artificialis, -e	künstlich
basalis, -e	zur Basis gehörend, Basis ...
bronchialis, -e	Bronchial ...
colloidalis, -e	kolloid
communis, -e	gemein, gewöhnlich
crinalis, -e	zum Haar gehörend, Haar ...
dulcis, -e	süß
fortis, -e	stark
glacialis, -e	eisartig, Eis ...
hortensis, -e	im Garten wachsend, Garten ...
iniectabilis, -e	injizierbar
labialis, -e	zur Lippe gehörend
letalis, -e	tödlich
levis, -e	leicht (Adverbium: leve s. Abschnitt 3.10)
medicinalis, -e	medizinisch
mineralis, -e	mineralisch, Erd ...
mitis, -e	mild (Adverbium: mite s. Abschnitt 3.10)
mollis, -e	weich
nasạlis, -e	nasal, zur Nase gehörend
naturạlis, -e	natürlich
neutrạlis, -e	neutral
occidentạlis, -e	abendländisch
officinạlis, -e	offizinell, in der Apotheke gebräuchlich
orientạlis, -e	morgenländisch
pectorạlis, -e	Brust ...
perẹnnis, -e	ausdauernd
perorạlis, -e	einzunehmen, durch den Mund anzuwenden
resọrbilis, -e	resorbierbar
similis, -e	ähnlich
solụbilis, -e	löslich
sterilis, -e	steril
subtịlis, -e	fein (Adverbien s. Abschnitt 3.10)
terrẹstris, e	erdig, Erd ...

vaginạlis, -e	vaginal ..., zur Scheide gehörend
vegetạbilis, -e	pflanzlich
vịridis, -e	grün
vulgạris, -e	vulgär, gewöhnlich

ÜBERSETZUNGSÜBUNG LÖSUNG S. 154

Abführender Tee, Injektionslösung, Künstliches Emser Salz, Tödliche Dosis, Medizinische Hefe, Süße Essenz, Infusionslösung.
Chorda resorbilis sterilis, Sulfur colloidale, Adrenalini solutio iniectabilis.

3.7.3 Adjektive mit gleicher Nominativendung im Singular für alle drei Geschlechter

simplex, simplicis	einfach
duplex, duplicis	doppelt
triplex, triplicis	dreifach

Masculinum: Sirupus simplex — Einfacher Sirup

	Singular		Plural	
Nominativ	Sirupus	simplex	Sirupi	simplic*es*
Genitiv	Sirupi	simplic*is*	Siruporum	simplic*ium*
Dativ	Sirupo	simplic*i*	Sirupis	simplic*ibus*
Akkusativ	Sirupum	simplic*em*	Sirupos	simplic*es*
Ablativ	Sirupo	simplic*i*	Sirupis	simplic*ibus*

Femininum: Mixtura simplex — Einfache Mixtur

	Singular		Plural	
Nominativ	Mixtura	simplex	Mixturae	simplic*es*
Genitiv	Mixturae	simplic*is*	Mixturarum	simplic*ium*
Dativ	Mixturae	simplic*i*	Mixturis	simplic*ibus*
Akkusativ	Mixturam	simplic*em*	Mixturas	simplic*es*
Ablativ	Mixtura	simplic*i*	Mixturis	simplic*ibus*

Neutrum: Oculentum simplex — Einfache Augensalbe

	Singular		Plural	
Nominativ	Oculentum	simplex	Oculenta	simplic*ia*
Genitiv	Oculenti	simplic*is*	Oculentorum	simplic*ium*
Dativ	Oculento	simplic*i*	Oculentis	simplic*ibus*
Akkusativ	Oculentum	simplex	Oculenta	simplic*ia*
Ablativ	Oculento	simplic*i*	Oculentis	simplic*ibus*

3.7.4 Partizipien des Präsens

Partizipien, die Zustände bezeichnen, die noch andauern. Sie sind – wie im Deutschen – von Verben abgeleitet:

rauchend von rauchen abführend von abführen

Die Endung ist für alle drei Geschlechter im Nominativ Singular gleich.

Deklinationsbeispiel

laxans abführend
Wortstock: laxant-

Gemischte Deklination

	Masculinum	Femininum	Neutrum
Singular			
Nominativ	lạxans	lạxans	lạxans
Genitiv	laxạnt*is*	laxạnt*is*	laxạnt*is*
Dativ	laxạnt*i*	laxạnt*i*	laxạnt*i*
Akkusativ	laxạnt*em*	laxạnt*em*	laxạns
Ablativ	laxạnte	laxạnte	laxạnte
Plural			
Nominativ	laxạntes	laxạntes	laxạnt*ia*
Genitiv	laxạnt*ium*	laxạnt*ium*	laxạnt*ium*
Dativ	laxạnt*ibus*	laxạnt*ibus*	laxạnt*ibus*
Akkusativ	laxạntes	laxạntes	laxạnt*ia*
Ablativ	laxạnt*ibus*	laxạnt*ibus*	laxạnt*ibus*

adsọrbens, adsorbẹntis — adsorbierend, aufsaugend
adstrịngens, adstringẹntis — zusammenziehend, adstringierend
consẹrvans, conservạntis — konservierend
desinfịciens, desinficiẹntis — desinfizierend
desodorạns, desodorạntis — desodorierend, geruchshemmend
detẹrgens, detergẹntis — detergierend, reinigend
effervẹscens, effervescẹntis — brausend, Brause ...
emọlliens, emolliẹntis — erweichend
emulsịficans, emulsificạntis — emulgierend
expectorans, expectorạntis — auswurffördernd
exsiccạns, exsiccạntis — austrocknend
fụmans, fumạntis — rauchend
lạxans, laxạntis — abführend

lẹniens, leniẹntis	kühlend, lindernd
rẹcens, recẹntis (Adverbium: recẹnter, s. Abschnitt 3.10)	frisch
rọborans, roborạntis	stärkend, kräftigend
sọlvens, solvẹntis	lösend

3.8 Präpositionen (Verhältniswörter)

Es gibt viele lateinische Bezeichnungen, in denen zwei Begriffe durch eine Präposition miteinander verknüpft, das heißt, in ein besonderes *Verhältnis* zueinander gebracht werden.

So kann z. B. die Präposition ein Arzneimittel kennzeichnen:

Nach seiner Verwendung – Frage: Wozu? Wofür? Für wen?

Z. B.: Für tierarzneilichen Gebrauch (ad) – ad usum veterinarium
Wasser für Injektionszwecke (ad) – Aqua ad iniectabile

Nach Zusammensetzung, Form und Gestalt – Frage: Womit?

Z. B.: Abführtabletten mit (Senna) (cum) – Compressi laxantes cum senna
Weißdornblätter mit Blüten (cum) – Crataegi folium cum flore

Aber auch Antwort geben auf die Fragen:

Womit verbunden?	(cum)
Ohne was?	(sine)
Wogegen?	(contra)
Wofür, in welches Gefäß?	(ad)
Durch was hindurch?	(per)

Die Verhältniswörter gehören zu den unbeugbaren Wörtern. Aber sie bestimmen („regieren") den Fall ihres Substantivs. Im Deutschen gibt es Präpositionen mit dem Genitiv, dem Dativ und dem Akkusativ; die lateinischen Präpositionen regieren den Akkusativ oder den Ablativ.

Präpositionen mit dem Akkusativ (mit Beispielen)

ad	zu, zur, an, für	ad libitum – nach Belieben ad usum externum – zum äußerlichen Gebrauch
contra	gegen	Sirupus contra tussim – Sirup gegen Husten
intra	innerhalb	intra venam – intravenös
per	durch, vom	per os – durch den Mund
post	nach	post mortem – nach dem Tod
sub	unter	sub cutem – unter die Haut

Präpositionen mit dem Ablativ (mit Beispielen)

cum	mit	Sirupus cum codeino – Sirup mit Codein
sine	ohne	sine confectione – ohne Verpackung
e, ex	aus	foetor ex ore – Mundgeruch
pro	vor, für	pro analysi – für die Analyse (Reagenzienqualität)
in	in	in vitro – „im (Reagenz)glas", Laborversuch
		in vivo – im lebenden Organismus, Tierversuch
		in silico – im Computer (siliziumhaltiger Speicherchip !)
		in situ – am Ort, in der ursprünglichen Position

Übungsbeispiel

Eibischwurzel für tierarzneilichen Gebrauch

Althaeae radix ad usum veterinarium
1 2 3 4 5

1. Althaeae des Eibisch (Genitiv Singular)
2. radix die Wurzel (Nominativ Singular)
3. ad für (ad regiert den Akkusativ)
4. usum Gebrauch, Zweck (Akkusativ Singular)
5. veterinarium tierarzneilich (Akkusativ Singular)

MERKE

Die Wörter nach den Präpositionen werden bei den lateinischen Bezeichnungen kleingeschrieben.

ÜBERSETZUNGSÜBUNG LÖSUNG S. 154

Quercus cortex ad usum veterinarium, Chloramphenicoli oculoguttae 0,5 per centum, Castellani solutio sine colore, Crataegi folium cum flore, Myrtilli fructus recens, Mixtura solvens, Sulfur ad usum externum, Aqua ad iniectabilia.

3.9 Konjunktionen (Bindewörter)

et und
aut oder

3.10 Adverbien (Umstandswörter)

Das Adverbium ist unveränderlich; es gehört als Satzglied zum Verb (ad verbum) und bestimmt dieses näher durch einen Umstand, unter dem etwas geschieht. Das Adverbium beantwortet in der Terminologie die Fragen wie?, auf welche Art und Weise?, in welcher Form?, meist in Verbindung mit dem Partizip (Mittelwort) eines Verbs (s. Abschnitt 3.11).

Beispiel
Auf grobe Weise (grob) gepulverte Sennesblätter
Sẹnnae fọlium grosso modo (grosse) pulverisạtum

Wie die Form *grosse* sind die meisten Adverbien von Adjektiven abgeleitet. Die Endung ist -e an den Stämmen der „o"- und der „a"-Deklination:

chẹmicus	chemice	chemisch
frịgidus	frịgide	kalt
grọssus	grosse	grob (grosso modo = auf grobe Weise)
hụmidus	humide	feucht
levịssimus	levissime	sehr leicht
subtilissimus	subtilissime	aufs Feinste

Die Endung lautet -iter an den Stämmen der „i"-Deklination; es wird bei Stämmen auf -nt zu -er gekürzt:

acer	ạcr-iter	scharf
levis	lẹv-iter	leicht
recens	recẹnt-er	frisch
subtịlis	subtịl-iter	fein

Auf andere Weise gebildete Adverbien sind:

cito	schnell
mite	sanft, mild
noctu	nachts

3.11 Verben (Zeitwörter, Tätigkeitswörter)

Auf den Rezepten erscheint auch – oft in Abkürzungen – eine Anzahl lateinischer Verben, durch die der Arzt „verordnet", was der Pharmazeut mit seinen Stoffen *tun* soll, wenn er die Arznei zubereitet. Diese Anweisung geschieht entweder in Form eines Befehls (Imperativ – Befehlsform):
Gib! – Mische! – Koche! oder eines Wunsches, der durch die 3. Person vom Konjunktiv des Präsens im Passiv ausgedrückt wird:

Es möge
(sie mögen) } gegeben, gemischt, gekocht werden!

Die entsprechenden lateinischen Formen zeigen untereinander kleine Abweichungen, weil das Latein *vier verschiedene Konjugationen* hat. Außer den genannten Beispielen kommen die folgenden Verben meist nur im Imperativ vor:

		Imperativ
a-Konjugation		
colạre	durchseihen	
dare	geben	da!
dispensạre	einwiegen, einteilen, „dispensieren“	
filtrạre	filtrieren	
macerạre	einweichen, mürbe machen	
signạre	bezeichnen	signa!
e-Konjugation		
miscẹre	mischen	misce!
vidẹre	sehen	
Konsonantische Konjugation		
ạddere	hinzufügen	adde!
divịdere	teilen	dịvide!
infụndere	übergießen, einen Aufguss bereiten	
recịpere	nehmen	rẹcipe!
sọlvere	lösen	solve!

MERKE

Die besonderen Formen der Verben *facere – machen* bzw. *fieri – geschehen* und *dare – geben:*
fiat – Es möge gemacht werden (geschehen),
fiant – Sie mögen gemacht werden,
dentur – Es sollen gegeben werden.

Andere Formen des *Verbum finitum* kommen nicht vor. Vom *Verbum infinitum* treten die Partizipien (Mittelwörter) auf, die bei den Adjektiven (S. 49 bis 50) mit aufgeführt sind und im Abschnitt 3.10 in ihrer Verbindung mit dem Adverbium erwähnt werden. Die Partizipien stehen in der Mitte (Mittelwörter) zwischen Verbum und Adjectivum und drücken den aus einer Tätigkeit oder einem Werden hervorgehenden *Zustand* aus. Das *Partizip des Präsens im Aktiv* kennzeichnet den Zustand als einen noch *andauernden*, z. B.:

solvens	Genitiv	solvẹnt-is	lös*end*,
emolliens	Genitiv	emolliẹnt-is	erweich*end*.

Diese Partizipien werden nach der gemischten Deklination gebeugt und haben in allen drei Geschlechtern die gleiche Endung *-ns*, Genitiv *-ntis*, im Deutschen *-nd* (vgl. Abschnitt 3.7.4).

Das *Partizip des Perfekts* bezeichnet den Zustand *als abgeschlossen*, z. B.:

parạtus	-a	-um	bereitet,
concịsus	-a	-um	geschnitten,
ustus	-a	-um	gebrannt.

Diese Partizipien haben vor den Geschlechtsendungen -us, -a, -um meist ein t oder ein s (auch ein x) und sind aus der deutschen Übersetzung als solche zu erkennen.

Einige von Verben abgeleitete Fachbegriffe

Der bekannte Begriff „Placebo" für ein pharmakologisch wirkungsloses Scheinmedikament ist abgeleitet von Verbum placere – gefallen (placebo = ich werde gefallen). In klinischen Studien beobachtet man meist einen gewissen „Placebo-Effekt", also Wirkungen, die nach Gabe des wirkstofffreien Vergleichspräparates auftreten. Durch Scheinmedikamente hervorgerufene unerwünschte Wirkungen bezeichnet man auch als „Nocebo-Effekt" (von lat. nocere – schaden).

Vom griechischen Verb „poein" (machen) und dem Substantiv „pharmakon" (Arzneimittel) leitet sich der Fachbegriff für ein Arzneibuch (Pharmakopoe) ab. Tatsächlich enthielten die Arzneibücher früher zahlreiche Herstellungsvorschriften für Arzneimittel, während sie heute hauptsächlich Prüfvorschriften für Arznei- und Hilfsstoffe aufführen.

Das Wort „Tinktur" geht auf das Verbum „tingere" (färben) zurück, schließlich sind ethanolische Pflanzenauszüge initial bräunlich-grün gefärbt.

Die operative Entfernung von Organen bezeichnet der Mediziner als „-ektomie" (also Tonsillektomie – Entfernung der Rachenmandeln; Hysterektomie – Entfernung der Gebärmutter). Das Wort ist abgeleitet von griech. „ektemnein" – herausschneiden.

Der englische Begriff „excipients" für pharmazeutische Hilfsstoffe stammt vom lateinischen Verb „excipere" für abfangen, aufnehmen, empfangen.

4 Grundzüge der botanischen Nomenklatur

4.1 Binäre Nomenklatur

Die binäre oder binominale Nomenklatur stellt das Grundprinzip der wissenschaftlichen Nomenklatur in der Systematik der Organismen dar. Zur Charakterisierung jeder Art wird hierbei ein Binomen (lat. binominalis: zweinamig) verwendet, das sich aus zwei Bestandteilen zusammensetzt: dem Gattungs- (Gattung, lat. „genus") und dem dahinter stehenden Art- oder Beinamen (Art-Epitheton, lat. „species"). Diese Methode geht im Prinzip auf die botanische Nomenklatur des Schweden Carl von Linné (1707–1778) zurück, der sie im Jahre 1753 in seiner epochalen Schrift „Species Plantarum" systematisch für das gesamte Pflanzenreich einführte.

Die botanischen Gattungsnamen stellen meist Substantive oder substantivierte Adjektive dar und werden daher stets großgeschrieben. Ihr Geschlecht – es kann sich dabei um ein Maskulinum, Femininum oder aber Neutrum handeln – bestimmt das Geschlecht des nachfolgenden Artnamens, soweit dieses adjektivisch gebraucht wird und grammatikalisch die Rolle eines Adjektivattributs zum Gattungsnamen übernimmt. Da seit der Antike Bäume in der lateinischen Sprache unabhängig von der jeweiligen Wortendung der Genusbezeichnung weiblichen Geschlechts waren, sind deren adjektivische Artnamen auch Feminina (z. B. Fagus sylvatica L.) – bei Sträuchern existieren indes Ausnahmen (z. B. Viburnum acerifolium L. (Neutrum)).

Beinamen, die zusammen mit der Gattungsbezeichnung den Artnamen bilden, sind meist Adjektive oder adjektivierte Substantive und richten sich in ihrem Geschlecht nach dem des Gattungsnamens; in diesen Fällen werden die Epitheta stets kleingeschrieben (z. B. Arnica montana). Bisweilen kann es sich bei Beinamen aber auch um einfache oder zusammengesetzte Substantive (z. B. Strychnos nux-vomica L.) handeln, die etwa nach früheren Nomenklaturen Gattungsnamen gewesen waren, nunmehr aber als Artbezeichnungen übernommen wurden. Diese können im Nominativ (z. B. Atropa belladonna L.) oder aber im Genitiv (z. B. Rubia tinctorum L.) auftreten. Dabei müssen sich substantivische Artnamen in ihrem Geschlecht nicht nach dem Geschlecht des Gattungsnamens richten (z. B. Datura stramonium L.). Gattungs- und Artname werden durch den meist abgekürzten Namen des Erstbeschreibers und das Publikationsjahr ergänzt – so lautet beispielsweise der vollständige wissenschaftliche Name des Johanniskrauts „Hypericum perforatum L., 1753", wobei „L." für „Linné" steht. Handelt es sich bei den Art-Epitheta um Adjektive, so lassen diese gelegentlich auf Aussehen, Gestalt, Farbe, Verwendung und Ähnliches schließen.

Beispiele adjektivischer Art-Epitheta

Bezug, Eigenschaft	Epitheton	Übersetzung
Anzahl	tricolor	dreifarbig
Aussehen, Gestalt	perforatus, -a, -um	durchlöchert
Farbe	purpureus, -a, -um	purpurfarben
Geruch	odoratus, -a, -um	wohlriechend
Geschmack	amarus, -a, -um	bitter
Herkunft, geographisch	arabicus, -a, -um	arabisch
Lebensdauer	perennis, -is, -e	ausdauernd
Verbreitung	vulgaris, -is, -e	gewöhnlich
Verwendung	officinalis, -is, -e	in der Apotheke gebräuchlich
Wirkung	cardiacus, -a, -um	herzwirksam
Zeitpunkt (Blüte, Vegetation)	autumnalis, -is, -e	im Herbst

4.2 Drogenbezeichnungen

Ausgehend von den botanischen Artbezeichnungen kann die Benennung von Drogen auf verschiedene Weise erfolgen, wobei bisweilen der vollständige wissenschaftliche Name (z. B. Folia Menthae piperitae von Mentha x piperita L.), bisweilen nur der Artname verwendet wird (z. B. Radix Ipecacuanhae von Carapichea ipecacuanha (Brot.) L. Andersson). Am häufigsten sind indes Gattungsnamen anzutreffen (z. B. Herba Hyperici von Hypericum perforatum L.). Die Bezeichnung des als Droge verwendeten Pflanzenteils steht hierbei stets im Nominativ, die Pflanze selbst im Genitiv und bildet grammatikalisch das Genitivattribut zum Pflanzenteil. Nach der älteren lateinischen Nomenklatur der deutschen Arzneibücher steht der Pflanzenteil an erster Stelle, wobei dieser unregelmäßig im Singular oder aber im Plural auftritt (z. B. *Herba* Hyperici, aber: *Folia* Belladonnae). Auch die im Genitiv sich anschließende Pflanze kann sowohl im Singular als auch im Plural erscheinen (z. B. Oleum Ricini, aber: Oleum *Amygdalarum*); Pflanzenteil und Pflanze werden dabei großgeschrieben. Umgekehrt ist die Reihenfolge nach der neueren Drogennomenklatur der europäischen Pharmakopöen, wobei sowohl der an erster Stelle im Genitiv erscheinende Pflanzenname als auch der folgende Pflanzenteil stets im Singular verwendet werden (z. B. Hyperici *herba*, Belladonnae *folium*); der Pflanzenteil wird hierbei kleingeschrieben. Ferner sind bei der neulateinischen Bezeichnung neue Erkenntnisse der botanischen Taxonomie und Anatomie umgesetzt (z. B. alt-lat.: Fructus Cynosbati, aber neulat.: Rosae pseudofructus). Die nach Arzneibuch zur Drogengewinnung vorgeschriebene Pflanzenart nennt man die *Stammpflanze* der jeweiligen Droge.

Die wichtigsten Drogenbezeichnungen mit ausgewählten Beispielen der älteren und neueren lateinischen Bezeichnungsweise

Pflanzenteil	Übersetzung	Beispiel, neulat.	Beispiel, altlat.
Bulbus	Zwiebel	Scillae bulbus	Bulbus Scillae
Cortex	Rinde	Cinchonae cortex	Cortex Chinae
Flos	Blüte	Lavandulae flos	Flores Lavandulae
Folium	Blatt	Belladonnae folium	Folia Belladonnae
Folliculus	Balgfrucht	–[1]	Folliculi Sennae
Fructus	Frucht	Foeniculi fructus	Fructus Foeniculi
Gummi	Gummi	Acaciae gummi	Gummi arabicum
Herba	Kraut	Hyperici herba	Herba Hyperici
Lignum	Holz	Guaiaci lignum	Lignum Guajaci
Pericarpium	Fruchtschale	Aurantii pericarpium	Pericarpium Aurantii
Radix	Wurzel	Valerianae radix	Radix Valerianae
Rhizoma	Wurzelstock	Zingiberis rhizoma	Rhizoma Zingiberis
Semen	Samen	Lini semen	Semen Lini
Stipes	Stängel	Dulcamarae stipes	Stipites Dulcamarae
Strobulus	Zapfen (nicht Koniferenzapfen!)	Lupuli strobulus	Strobuli Lupuli

4.3 Herkunft und Bedeutung der wissenschaftlichen Pflanzennamen

Lat. Name	Dt. Name (engl. Name)	Verw. Droge	Etymologie
Achillea millefolium	Schafgarbe (Yarrow)	Millefolii herba	Der trojanische Held Achilles soll die Pflanze entdeckt und zur Wundheilung verwendet haben; das lat. „millefolium" (tausend Blätter) deutet auf die fein zerteilten Blätter hin. Die dt. Bezeichnung „Schafgarbe" weist darauf hin, dass Schafe diese gern fressen.
Aconitum napellus	Eisenhut (Aconite)	Aconiti tuber	Möglicherweise wurde „Aconitum" nach dem griech. „akonai" (steiler Felsen) benannt, da die Pflanze mit Vorliebe in gebirgigen Gegenden vorkommt. „Napellus" ist das lat. Diminutiv zu „napus", der Steckrübe, und bezieht sich auf die rübenförmige Knolle.

[1] Sennesfrüchte werden nach der neulateinischen Bezeichnung „Sennae fructus" in den europäischen Pharmakopöen aufgeführt.

Lat. Name	Dt. Name (engl. Name)	Verw. Droge	Etymologie
Acorus calamus	Kalmus (Calamus)	Calami rhizoma	Der Gattungsname kommt in antiken griech. Quellen als „akoros" oder „akoron" vor und stellt ein Fremdwort unbekannter Herkunft dar. Das Art-Epitheton leitet sich vom griech. „kalamos" (Rohr, Schilfrohr) ab.
Aesculus hippocastanum	Rosskastanie (Horsechestnut)	Hippocastani semen	Den Namen „Aesculus" führte Linné nach einer von römischen Autoren als „aesculus" bezeichneten Eichenart ein. Das griech. „Hippocastanum" bedeutet „Rosskastanie". Die dt. Bezeichnung dient der Abgrenzung zur höherwertigen Esskastanie.
Alchemilla vulgaris	Frauenmantel (Lady's mantle)	Alchemillae herba	Der Name „Alchemilla" weist auf die Verwendung des in den Laubblättern der Pflanze gesammelten Tauwassers zur Bereitung des „Steins der Weisen" durch die Alchemisten des Mittelalters hin. Bereits den Germanen als Heilpflanze bekannt, wurde sie nach der Christianisierung auch als „Marienmantel" bezeichnet.
Aloe ferox	Kap-Aloe (Aloes)	Aloe	„Aloe" kommt vermutlich von „Alloeh", dem arab. Namen der Pflanze; „ferox" bedeutet im Lat. „wild".
Althaea officinalis	Eibisch (Marshmallow)	Althaeae folium; Althaeae radix	Der lat. Gattungsname leitet sich vom griech. „altheeis", heilkräftig, oder „althainein", heilen, ab.
Angelica archangelica	Engelwurz (Angelica)	Angelicae radix	„Angelica" ist lat. (angelus = Engel) bzw. griech. (angelos = Engel) Ursprungs. Die Heilkraft der Pflanze soll den Menschen von einem Engel gezeigt worden sein. Im Griech. bedeutet „archangelos" „Erzengel".
Arctostaphylos uva-ursi	Bärentraube (Bearsgrape, bearberry)	Uvae ursi folium	Der griech. Gattungsname „Arctostaphylos" und die lat. Artbezeichnung „uva-ursi" bedeuten beide „Bärentraube".
Arnica montana	Bergwohlverleih (Arnica)	Arnicae flos	Die Etymologie der Gattungsbezeichnung „Arnica" ist nicht befriedigend geklärt. Erste Erwähnungen datieren möglicherweise auf das Mittelalter. Der lat. Artname „montana" bedeutet „aus dem Gebirge".
Artemisia absinthium	Wermut (Wormwood)	Absinthii herba	„Artemisia" leitet sich von der griech. Göttin Artemis ab. Die Herkunft des Artnamens „absinthium" ist unklar. Möglicherweise stammt er vom Griech. „apsinthos" (unerfreulich) oder von „apinthos" (untrinkbar) ab.

Lat. Name	Dt. Name (engl. Name)	Verw. Droge	Etymologie
Atropa belladonna	Tollkirsche (Deadly night-shade)	Belladonnae folium	Die Gattung ist nach „Atropos", der griechischen Schicksalsgöttin, benannt. Neuere Erkenntnisse legen eine Ableitung vom lat. „ater" (schwarz, tintenfarben) bzgl. der Farbe des Beerensafts nahe. In der Frühen Neuzeit wurde Tollkirsche zur Erzeugung großer Pupillen eingesetzt, daher rührt der Name „belladonna" (ital. „schöne Frau").
Betula pendula, Betula pubescens	Birke (Birch)	Betulae folium	„Betula" wurde die Birke bereits bei den Römern genannt, jedoch ist der Name möglicherweise gallischen Ursprungs. Das dt. Wort „Birke" leitet sich vermutlich aus dem Altindischen ab („bhrag", „glänzen, hell", wegen der weißen leuchtenden Rinde).
Brassica nigra	Schwarzer Senf (Black mustard)	Sinapis nigrae semen	„Brassica" ist die lat. Bezeichnung für „Kohl"; „niger" steht für „schwarz".
Bryonia alba	Weiße Zaunrübe (White bryony)	Bryoniae radix	„Bryonia" wurde von Plinius für Kletterpflanzen verwendet und leitet sich vom griech. „bryo" (wachsen) ab. Die dt. Bezeichnung „Zaunrübe" deutet auf das Vorkommen an Zäunen und die rübenförmige Wurzel hin.
Calendula officinalis	Ringelblume (Calendula)	Calendulae flos	„Calendula" leitet sich vom lat. „kalendae" ab, dem ersten Tag des Monats, da die Pflanze mehrere Kalenden, also Monate, lang blüht. Des Weiteren soll der Name ausdrücken, dass sich die Blüten mit Sonnenaufgang öffnen und Sonnenuntergang schließen und wie ein Kalender die Bewegung der Sonne anzeigen. Der dt. Name „Ringelblume" nimmt Bezug auf die ringförmig gewundenen Früchte der Pflanze.
Cannabis indica/sativa	Hanf (Hemp)	Cannabis flos	Der Name Cannabis ist antiken Ursprungs. Ob es sich bei C. indica und sativa um verschiedene Arten kandelt, ist umstritten. „Indicus" weist auf die natürliche Herkunft vom indischen Subkontinent hin, „sativus" (wörtl. gesät) bezeichnet Kulturvarianten.
Capsella bursa-pastoris	Hirtentäschel (Sheperds purse)	Bursae pastoris herba	Der dt. Name „Hirtentäschel" bezieht sich auf die Form der Früchte, die einer Hirtentasche gleichen sollen. Der lat. Gattungsname „Capsella" meint „Kapsel", der Artname „bursa-pastoris" „Hirtentasche".

Lat. Name	Dt. Name (engl. Name)	Verw. Droge	Etymologie
Capsicum annuum	Cayennepfeffer (American bird pepper)	Capsici fructus	„Capsicum" leitet sich vom griech. „kapto" (aufschnappen, beißen) und dem lat. „capsicus" (kapselförmig) ab, bezieht sich somit auf Form und Geschmack der Frucht. Die Bezeichnung „Pfeffer" leitet sich vom griech. „peperi" und vom lat. „piper" ab.
Carapichea (früher Cephaelis) ipecacuanha	Brechwurzel (Ipecac)	Ipecacuanhae radix	Der Name „Ipecacuanha" stammt aus der Tupisprache und bezog sich ursprünglich auf verschiedene Brechen erregende Menispermaceen. Später wurde der Name wegen der Ähnlichkeit der Wurzel mit der echten Brechwurzel auf diese übertragen. Die Herkunft des Gattungsnamens ist ungeklärt.
Carum carvi	Kümmel (Caraway)	Carvi fructus	Der Gattungs- und Artname „Carum" und „carvi" leiten sich vom arab. „karwija" oder ahd. „karvey" ab. Das Wort Kümmel entstammt dem lat. „cuminum", das sich vom hebr. „kammon" ableiten soll.
Centaurium erythraea	Tausendgüldenkraut (Centaury)	Centaurii herba	Nach Plinius hat „Centaurium" den Namen von dem mythischen Zentauren Chiron erhalten, der damit seine Wunden geheilt haben soll. Die Wertschätzung der Droge kommt im dt. Namen „Tausendgüldenkraut" („tausend Gulden wert") zum Ausdruck. Der griech. Artname spielt auf die rötliche Farbe der Blüten an.
Chelidonium majus	Schöllkraut (Greater celandine)	Chelidonii herba	Der Gattungsname „Chelidonium" leitet sich vom griech. „chelidon" (Schwalbe) ab, womit zum Ausdruck gebracht werden soll, dass die Pflanze beim Eintreffen der Schwalben zu blühen beginnt. Die Bezeichnung „Schöllkraut" stellt ein Lehnwort von „Chelidonium" dar.
Cimicifuga (jetzt: Actaea) racemosa	Trauben-Silberkerze (Black cohosh)	Cimicifugae rhizoma	Der Gattungsname weist auf die Verwendung als Wanzenmittel hin („cimex", die Wanze, „fuga", die Flucht); „racemosus" beschreibt den traubenförmigen Blütenstand, der auch die dt. Bezeichnung prägt.
Cinchona pubescens	Chinarindenbaum (Cinchona)	Cinchonae cortex	Der Gattungsname „Cinchona" soll an die Gräfin von Cinchon, der spanischen Vizekönigin in Peru, und ihren legendären Gebrauch der Droge erinnern. Die Bezeichnung „Chinarinde" entstammt dem Wort „quina" aus der Sprache der Quechua, was so viel wie „Rinde" bedeutet.

Lat. Name	Dt. Name (engl. Name)	Verw. Droge	Etymologie
Cinnamomum zeylanicum	Zimt (Cinnamon)	Cinnamomi cortex	Die Gattungsbezeichnung leitet sich vom griech. „kinnamomon" ab, was „würzige Rinde" bedeutet; der Zimtstrauch als Pflanze war indes in der Antike nicht bekannt, die Droge gleichwohl. Das dt. Wort „Zimt" ist ein Lehnwort des lat. „Cinnamomum". „zeylanicum" bezieht sich auf die Herkunft der Droge aus Ceylon (heute Sri Lanka).
Citrus aurantium	Bitterorange (Bitter orange)	Aurantii amari epicarpium et mesocarpium; Aurantii amari flos	Die Herkunft des Gattungsnamens „Citrus" ist ungewiss. Möglicherweise besteht ein Zusammenhang mit dem ind. „chitra" (wundervoll), das aus dem chin. „kü-kiuh" abgeleitet werden kann. Der Artname weist auf die goldgelbe Farbe hin (lat. „aurum", Gold).
Colchicum autumnale	Herbstzeitlose (Meadow saffron)	Colchici semen	Der Gattungsname ist seit der Antike belegt und leitet sich ab von Colchis, einer Landschaft am Ostrand des Schwarzen Meeres, Heimat der sagenhaften Zauberin Medea. Arzneilich verwendet wird der Inhaltsstoff der Samen der im Herbst (lat. autumnus) blassviolett blühenden Pflanze (Colchicin).
Commiphora molmol	Myrrhe (Myrrh)	Myrrha	Die griech. Gattungsbezeichnung bedeutet „Gummi bringend" oder „Harz führend". Der Name „Myrrhe" geht auf den bitteren Geschmack zurück (arab. „murr" bedeutet „bitter").
Convallaria majalis	Maiglöckchen (Lily of the valley)	Convallariae herba	Das Maiglöckchen wird in den Kräuterbüchern der Frühen Neuzeit als „lilium convallium" („Lilie der Täler") bezeichnet, woraus sich „Convallaria" ableitet. Der Artname „majalis" wie auch der dt. Name deuten auf die Blütezeit im Mai hin.
Coriandrum sativum	Koriander (Coriander)	Coriandri fructus	Der Gattungsname stammt vom griech. „koriandron", das sich seinerseits von „koris", der Wanze, ableitet, da die Pflanze einen wanzenartigen Duft verströmt. Die Artbezeichnung deutet auf die einst häufige Kultivierung als Würz- und Arzneipflanze hin.
Crataegus laevigata, Crataegus monogyna	Weißdorn (Hawthorn)	Crataegi folium cum flore; Crataegi fructus	Der Gattungsname „Crataegus" kommt bereits bei griechisch-römischen Autoren vor und ist vermutlich dem griech. „krataios" (fest) entlehnt, was auf das feste Holz des Strauches hinweist. Der dt. Name Weißdorn bezieht sich auf die weißen Blüten.

Lat. Name	Dt. Name (engl. Name)	Verw. Droge	Etymologie
Cynara cardunculus	Artischocke (Artichoke)	Cynarae folium	„Cynara" leitet sich wohl vom griech. „kynara" oder „kinara" ab, womit in hellenist. Zeit die Gemüseartischocke bezeichnet wurde. „Cardunculus" stellt ein Diminuitiv des lat. „carduus" (Distel) dar. Die dt. Bezeichnung geht über das nordital. „articiocco" auf das arab. „al harsuf" zurück.
Datura stramonium	Stechapfel (Thorn apple)	Stramonii folium	Der Gattungsname „Datura" stammt vom Hindiwort „dhatura", das „Stechapfel" meint. „stramonium" leitet sich aus dem griech. „strychnos" und „manikos" ab, was „rasend machender Nachtschatten" bedeutet. Den dt. Namen trägt die Pflanze wegen ihrer stacheligen Frucht.
Digitalis purpurea	Roter Fingerhut (Foxglove)	Digitalis purpureae folium	Den Namen „Digitalis" führte 1542 Leonhart Fuchs in die Literatur ein (Ableitung von lat. „digitus", Finger); in der Antike war die Pflanze unbekannt.
Echinacea purpurea	Purpurfarbener Sonnenhut (Purple coneflower)	Echinaceae purpureae radix	Der Gattungsname leitet sich vom griech. „echinos" für „Igel" ab, da die stachligen Fruchtböden igelartiges Aussehen besitzen.
Equisetum arvense	Schachtelhalm, Zinnkraut (Horsetail)	Equiseti herba	Plinius nennt die Pflanze zuerst „Equisetum". Der Gattungsname setzt sich aus „equus" (Pferd) und „seta" (Schwanz) zusammen; eine Anspielung auf das Aussehen. „Arvense" weist auf den Standort der Pflanze auf Äckern hin. Früher zum Reinigen von Zinngeschirr verwendet.
Eucalyptus globulus	Eukalyptus (Blue-gum-tree)	Eucalypti folium	Der Gattungsname „Eucalyptus" setzt sich aus dem griech. „eu" (gut) und „klyptos" (bedeckt) zusammen, da die miteinander verwachsenen Kronblätter deckelartig abfallen. Das lat. „globulus" (Kügelchen) bezieht sich auf die Fruchtform.
Euphrasia officinalis	Augentrost (Eyebright)	Euphrasiae herba	Der Gattungsname deutet auf das griech. „euphrasia" (Wohlbefinden) hin. Der dt. Name Augentrost beruht nach der Signaturenlehre darauf, dass man im Erscheinungsbild der Blüte die „Signatur" des Auges zu erkennen glaubte.
Foeniculum vulgare	Fenchel (Fennel)	Foeniculi amari fructus	Der Gattungsname „Foeniculum", der erstmals bei Plinius erscheint, ist vom lat. „foenum" (Heu) abgeleitet und weist auf die schmalen, heuartig aussehenden Blattzipfel.

Lat. Name	Dt. Name (engl. Name)	Verw. Droge	Etymologie
Frangula alnus	Faulbaum (Buckthorn)	Frangulae cortex	Der Gattungsname leitet sich vom lat. „frangere" (brechen) ab, da das Holz des Strauches recht spröde und brüchig ist. Das lat. „alnus" (Erle) weist auf die diesem Baum ähnliche Blattform hin, wobei der dt. Name Faulbaum den Geruch der Rinde aufgreift.
Gentiana lutea	Enzian (Yellow gentian)	Gentianae radix	Nach Dioskurides leitet sich der Gattungsname vom illyrischen König Gentis ab, der die Pflanze als Mittel gegen die Pest angewandt hat.
Ginkgo biloba	Ginkgo (Ginkgo)	Ginkgo folium	„Ginkgo" stellt eine Verballhornung der chin. Bezeichnung „yinxing guo" oder des jap. Wortes „gin kyo" dar, die die essbaren Samenkerne des Ginkgobaums meint. Die lat. Artbezeichnung „biloba" bezieht sich auf die zweilappige Blattform.
Glycyrrhiza glabra	Süßholz (Liquorice)	Liquiritiae radix	„Glycyrrhiza" leitet sich vom griech. „glykys" (süß) und „rhiza" (Wurzel) ab. „Liquiritia" und „Lakritze" sind Lehnworte bzw. Verballhornungen des griech. Ursprungs. Der lat. Artname „glabra" bedeutet „kahl" und weist auf die Blattgestalt hin.
Hamamelis virginiana	Zaubernuss (Magicians rod)	Hamamelidis cortex; Hamamelidis folium	Die Gattungsbezeichnung „Hamamelis" setzt sich aus dem griech. „hama" (gleichzeitig) und „melon" (Apfel) zusammen, da der Baum gleichzeitig Früchte und Blüten trägt, worauf auch der dt. Name „Zaubernuss" zurückzuführen ist. Der Artname weist auf die amerikanische Herkunft der Pflanze hin.
Harpagophytum procumbens	Teufelskralle (Devils claw)	Harpagophyti radix	Der Gattungsname ist vom griech. „harpagos" für „Enterhaken" wegen der mit holzigen Haken versehenen Frucht abgeleitet; der lat. Artname „procumbens" weist auf den kriechenden Wuchs hin.
Hedera helix	Efeu (Ivy)	Hederae folium	Bei Vergil und Plinius erscheint „Hedera" als der lat. Name des Efeus, der sich vom griech. „hedra" (das Sitzen) ableitet, da die Pflanze auf ihrer Unterlage stark haftet. „helix" stammt vom griech. „helissein" (winden) und bezieht sich auf die Wuchsform der Pflanze.
Hibiscus sabdariffa	Hibiskus (Rose of Sharon)	Hibisci sabdariffae flos	„Hibiscus" scheint ein erstmals von Vergil aus dem Keltischen entlehntes Wort zu sein, das diversen Malvaceen beigelegt wurde. Das dt. „Eibisch" ist ein Lehnwort des lat. „Hibiscus". Der Artname geht auf Linné zurück und entstammt möglicherweise dem Arabischen.

Lat. Name	Dt. Name (engl. Name)	Verw. Droge	Etymologie
Humulus lupulus	Hopfen (Hop)	Lupuli flos Lupuli strobulus	Der Gattungsname „Humulus" ist die latinisierte Form des Hopfens. Der Artname „lupulus" bedeutet im Lat. „Wölfchen", womit die windende, pflanzenwürgende Wuchsform des Hopfens betont werden sollte.
Hyoscyamus niger	Schwarzes Bilsenkraut (Black henbane)	Hyoscyami folium	Bilsenkraut wird bei Dioskurides als „Hyoskyamos" bezeichnet, was vom griech. „hys" (Schwein) und „kyamos" (Bohne) abstammt, da man annahm, Schweine könnten die Pflanze ohne Schaden fressen. Der dt. Name Bilsenkraut ist alt und findet sich bei allen nordeuropäischen indogermanischen Völkern.
Hypericum perforatum	Johanniskraut (St. John's wort)	Hyperici herba	„Hypericum" und „hypericon" sind bereits bei Plinius und Dioskurides die verwendeten Pflanzennamen. Der lat. Artname „perforatum" („durchlöchert") bezieht sich auf die durchscheinend punktierten Blätter. Die dt. Bezeichnung „Johanniskraut" weist auf die Blütezeit um Johanni hin.
Juniperus communis	Wacholder (Juniper)	Juniperi pseudofructus	Der Gattungsname leitet sich vom lat. „iunior" (der Jüngere) und „parere" (erscheinen) ab, da die neuen Früchte bereits erscheinen, während die alten, bereits dunklen noch am Strauch hängen. Der dt. Name „Wacholder" geht auf das ahd. „wechelder" zurück und kann mit „immergrüner Baum" übersetzt werden.
Lavandula angustifolia	Lavendel (Lavender)	Lavandulae flos	„Lavandula" leitet sich vom lat. „lavare" (waschen) ab, da das Kraut oft dem Wasch- oder Badwasser zugesetzt wurde. Die lat. Artbezeichnung verweist auf die schmalen Laubblätter der Pflanze.
Levisticum officinale	Liebstöckel (Lovage)	Levistici radix	Bereits in der römischen Antike wurden „Levisticum" und „Ligusticum" wechselweise zur Bezeichnung der Pflanze verwendet. Der dt. Name „Liebstöckel" ist eine Verballhornung von „Levisticum".
Linum usitatissimum	Lein (Linseed)	Lini semen	Die lat. Artbezeichnung weist auf den starken landwirtschaftlichen Gebrauch der Pflanze hin.

Lat. Name	Dt. Name (engl. Name)	Verw. Droge	Etymologie
Malva neglecta, Malva sylvestris	Malve (Mallow)	Malvae folium	Der lat. Gattungsname „Malva" ist ein Lehnwort des griech. „malache", womit das aus „Malva neglecta" bereitete Wildgemüse zur Armenspeisung bezeichnet wurde. Der lat. Artname „neglecta" bedeutet „vernachlässigt, geringwertig" und steht für das ubiquitäre, „sylvestris" für das Vorkommen der Pflanze im Wald.
Mandragora officinarum	Alraune (Mandrake)	Mandragorae radix	Der Gattungsname „Mandragora" erscheint bereits in den Schriften des Hippokrates und besteht aus den griech. Begriffen „mandra" (Schäferhütte) und „agora" (Versammlung); vermutlich wurde die Pflanze oft in der Nähe dieser Hütten gefunden. Der Artname „officinarum" steht für die Gebräuchlichkeit in den Apotheken.
Matricaria recutita, Matricaria chamomilla	Kamille (Chamomile)	Matricariae flos	Der Gattungsname „Matricaria" leitet sich vom lat. „mater" (Mutter) ab und weist auf die Verwendung der Pflanze im Wochenbett hin. „Chamomilla" entstammt dem griech. „chamaimelon", das sich aus „chamai" (niedrig) und „melon" (Apfel) zusammensetzt, was auf den apfelartigen Geruch der Blüten zurückgeht. Kamille ist somit ein Lehnwort von „chamomilla".
Melissa officinalis	Melisse (Balm)	Melissae folium	Im antiken Griechenland wurde Melisse als Bienenfutterpflanze angebaut (griech. „melissa", Honigbiene).
Mentha x piperita	Pfefferminze (Peppermint)	Menthae piperitae folium	„Mentha" leitet sich vom griech. „minthe" ab. In den Metamorphosen des Ovid ist die Nymphe Minthe von Persephone, der Unterweltsgöttin, in diese Pflanze verwandelt worden. Der dt. Name „Pfefferminze" bezieht sich auf den starken Geruch der Pflanze.
Olea europaea	Ölbaum (Olive tree)	Oleae folium; Olivae oleum	Der Gattungsname ist aus der antiken griech. Bezeichnung der Ölfrucht „elaiva" oder „elaia" abgeleitet. Aus dem lat. Lehnwort „Olea" bildete sich im Dt. „Öl" und „Ölbaum".
Ononis spinosa	Hauhechel (Restharrow)	Ononidis radix	Der Gattungsname erscheint schon bei Plinius und leitet sich möglicherweise von griech. „onos" (Esel) wegen des strengen Geruchs der jungen Ononistriebe ab. Die Artbezeichnung bedeutet im Lat. „dornenreich".

Lat. Name	Dt. Name (engl. Name)	Verw. Droge	Etymologie
Orthosiphon aristatus	Orthosiphon (Java tee)	Orthosiphonis folium	Der Gattungsname der traditionell indischen Heilpflanze „Orthosiphon" bedeutet wörtlich aus dem Griech. übersetzt „gerade Röhre" und nimmt auf die Blütengestalt Bezug. „aristatus" bedeutet „mit Grannen versehen".
Panax ginseng	Ginseng (Ginseng)	Ginseng radix	Der Gattungsname „Panax" ist nach Panakeia, der Tochter des Asklepios, benannt und setzt sich aus dem griech. „pan" (alles) und „akos" (Heilmittel) zusammen. Der Name deutet die Wirkungsvielfalt an, die der Droge zugesprochen wurde und wird. Der Artname leitet sich vom chin. „jingshen" ab, was „Energie, Lebenskraft" bedeutet.
Papaver somniferum	Schlafmohn (Opium poppy)	Opium; Papaveris fructus	Die Wortherkunft von „Papaver" ist schwer deutbar. Die Wurzel des Wortes bedeutet wohl „aufgeblasen" und spielt auf die Form der Samenkapseln an. Der Artname steht für „schlafbringend" und weist auf den Opiatgehalt der Droge hin.
Passiflora incarnata	Passionsblume (Passion flower)	Passiflorae herba	Der Gattungsname „Passiflora" wird vom lat. „passio" (Leiden) und „flos" (Blume) abgeleitet. Der Bau der Blüte, die die Marterwerkzeuge Christi symbolisiert, führte zur Namensgebung durch europäische Missionare in Südamerika. „Incarnatus" steht für den „fleischgewordenen" Gott.
Phaseolus vulgaris	Bohne (Bean)	Phaseoli pericarpium	Der Gattungsname „Phaseolus" wird von „phaselus" (leichtes, schnelles Boot) wegen der kahnförmigen Hülsenfrüchte abgeleitet.
Pimpinella anisum	Anis (Anise)	Anisi fructus	In vorlinneischer Zeit war „Pimpinella" der Name versch. Sanguisorba-Arten und wurde für zahlreiche andere Pflanzen verwendet. Das mittellat. „pipinella" wird als pfeffrig schmeckendes Kraut gedeutet; ob damit schon Anis bezeichnet wurde, ist unklar. „anisum" ist ein Lehnwort des griech. „anethon", „aneson" oder „ammi".
Piper nigrum	Schwarzer Pfeffer (Black pepper)	Piperis nigri fructus	„Piper" ist dem griech. „peperi" oder „piperi" entlehnt, das seinerseits auf das altind. „pippali" zurückreichen dürfte, was „Pfefferkorn" bedeutet. „Pfeffer" ist wiederum ein Lehnwort des lat. „Piper".

Lat. Name	Dt. Name (engl. Name)	Verw. Droge	Etymologie
Plantago lanceolata	Spitzwegerich (Ribwort plantain)	Plantaginis lanceolatae folium	„Plantago" dürfte aus dem lat. „planta" (Fußsohle) wegen der Ähnlichkeit eines Fußabdrucks mit der Blattform von Plantago major entstanden sein. Der Artname „lanceolata" (Lanze) steht für die Form der Blätter dieser Art. Die dt. Bezeichnung „Wegerich" stammt vom ahd. „wegarih" und meint „Wegbeherrscher".
Plantago ovata	Indischer Flohsamen (Blond isphagula)	Plantaginis ovatae seminis tegumentum	Der Artname steht für „eiförmig" und charakterisiert die Samenform.
Potentilla erecta	Blutwurz (Tormentil)	Tormentillae rhizoma	Die Etymologie des Gattungsnamens ist ungeklärt; denkbar ist eine Ableitung aus dem Gattungsnamen „Poterium" des Wiesenknopfs, der ähnlich angewandt wurde. „Erecta" steht für den aufrechten Wuchs der Pflanze.
Primula elatior, Primula veris	Schlüsselblume (Cowslip)	Primulae flos cum calyce; Primulae radix	Der Gattungsname „Primula" ist das Diminutiv des lat. „prima" (die erste), da die Pflanze ein Frühblüher ist. Auch der Artname „veris" von lat. „ver" (Frühling) deutet hierauf. Die dt. Bezeichnung „Schlüsselblume" weist auf den einem Schlüsselbund ähnlichen Blütenstand hin.
Pulmonaria officinalis	Lungenkraut (Lungwort)	Pulmonariae herba	Der Gattungsname „Pulmonaria" ist vom lat. „pulmo" (Lunge) abgeleitet, da die weiß gefleckten Blätter mit dem Aussehen von Lungenflügeln assoziiert wurden und nach der Signaturenlehre bei Lungenleiden zum Einsatz kamen.
Pulsatilla vulgaris	Küchenschelle (Pusqueflower)	Pulsatillae herba	Der Gattungsname „Pulsatilla" kommt vom lat. „pulsatus" (Schlag, Glockenschlag) und weist auf die Glockenform der Blüten hin.
Quercus robur	Eiche (Oak)	Quercus cortex	Mit „Quercus" bezeichneten die Römer die Eiche, wobei das Wort sich vom älteren „perquus" ableitet, dessen Wurzeln im Indogermanischen liegen. Die dt. Bezeichnung „Eiche" ist ein in allen germanischen Sprachen vorkommendes Wort.
Rheum palmatum, Rheum officinale	Rhabarber (Rhubarb)	Rhei radix	„Rheum" entstammt dem griech. „rheon" oder „rha", was „Wurzel" bedeutet. Auch „Rhabarber" geht auf „rha" zurück. Da die Droge aus Ländern kam, die aus Sicht der antiken Völker barbarisch waren, bezeichnete man die Ware als „rhabarbarum" („Barbarenwurzel"). Der Artname „palmatum" (palmartig) steht für den Habitus der Pflanze.

Lat. Name	Dt. Name (engl. Name)	Verw. Droge	Etymologie
Ricinus communis	Rizinus (Castor bean)	Ricini oleum	Die Etymologie des Gattungsnamens wird kontrovers diskutiert. Möglicherweise leitet er sich vom hebr. „rikar" oder vom griech. „rikinos" (rundlich) ab. Nach Plinius trägt die Pflanze ihren Namen vom lat. „ricinus" für „Zecke", wegen der Ähnlichkeit der Samen mit dem vollgesogenen Parasiten.
Rosa canina	Hagebutte (Dog rose)	Rosae pseudofructus	„Rosa canina" (Hundsrose) ist die wörtliche Übersetzung des griech. „kynosbatos" („kyon", Hund, und „batos", Dornstrauch). Das lat. „rosa", griech. „rhodon", kelt. „roschaill" oder slaw. „roza" reichen zur gemeinsamen indogermanischen Wortwurzel zurück, die im Sanskrit so viel wie „zart, biegsam" bedeutet.
Rosmarinus officinalis	Rosmarin (Rosemary)	Rosmarini folium	Die Gattungsbezeichnung „Rosmarinus" geht möglicherweise auf „ros marinus" (Meertau) zurück, welche Benennung indes schwer zu deuten ist. Rosmarin wurde als Ersatz des teuren Weihrauchs, der in Tropfenform in den Handel kam, kultisch verwendet, worin die Verbindung zum „Tau" oder den „Tropfen des Meeres" vielleicht zu suchen ist.
Rubus idaeus	Himbeere (Raspberry)	Rubi idaei folium	Der Gattungsname leitet sich vom lat. „ruber" (rot) ab und meint damit die Fruchtfarbe. „idaeus" stammt wahrscheinlich vom griech. „ide" oder dorischen „ida" ab, was „Holz" oder „Waldung" bedeutet. Das dt. Wort „Himbeere" ist eine Verschleifung von „Hindbeere" („Hinde" meint „Hirschkuh" und verweist auf das Vorkommen im Wald).
Salix fragilis, Salix purpurea	Weide (Willow)	Salicis cortex	Das dt. Wort „Weide" leitet sich vom ahd. „wida" ab. Eine Verwandtschaft mit dem griech. „itea" (Weide) und dem lat. „vitis" (Rebe) ist naheliegend.
Salvia officinalis	Salbei (Sage)	Salviae officinalis folium	Der Gattungsname „Salvia" wurde aus dem lat. „salvare" (heilen) gebildet. Die dt. Bezeichnung ist ein Lehnwort des Lat.
Sambucus nigra	Holunder (Elder)	Sambuci flos	Die älteste lat. Form der Gattungsbezeichnung lautet „sabbucus" und steht möglicherweise mit der indogerm. Wortwurzel „sab" oder „sap", was „Saft" oder „Geschmack" meint, in Verbindung.

Lat. Name	Dt. Name (engl. Name)	Verw. Droge	Etymologie
Senna alexandrina	Senna (Senna)	Sennae folium; Sennae fructus	Der Gattungsname leitet sich vom arab. „sanna" (erleichtern) ab, was auf die abführende Wirkung der Droge hinweist. Der Artname „alexandrina" bezeichnet Alexandria als den einstigen Exporthafen der Sennesblätter nach Europa.
Silybum marianum	Mariendistel (Milkthistle)	Silybi mariani fructus	Das lat. „sillybus" leitet sich vom griech. „sillybon" ab und bezeichnet eine Gruppe distelartiger Gewächse. Die Etymologie des Wortes ist nicht geklärt, möglicherweise stammt es vom griech. „silibon" (Quaste) ab.
Solidago canadensis, Solidago gigantea	Goldrute (Goldenrod)	Solidaginis herba	Der Gattungsname „Solidago" leitet sich vom lat. „solidus" (fest) ab, was auf die Heilkraft der Pflanze hinweist („Festigung der Gesundheit")
Symphytum officinale	Beinwell (Comfrey)	Symphyti radix	Der Gattungsname „Symphytum" reicht zum griech. „symphyein" (zusammenwachsen) zurück und deutet auf die Anwendung bei Knochenbrüchen hin. Auch die dt. Bezeichnung „Beinwell" weist in diese Richtung.
Syzygium aromaticum	Gewürznelken (Clove)	Caryophylli flos	„Syzygium" leitet sich vom griech. „syzygia" (Verwachsung) ab und verweist auf die miteinander verwachsenen Korollblätter. „Caryophyllus" stammt vom griech. „karyon" (Nuss) und „phyllon" (Blatt) und beschreibt das Aussehen der getrockneten Blütenknospen. Möglich ist auch eine Wurzel im altind. „katu" (scharf) und „pippalah" (Beere). Der dt. Name „Gewürznelke" leitet sich vom nagelförmigen Aussehen der Droge ab.
Taraxacum officinale	Löwenzahn (Dandelion)	Taraxaci herba cum radice	Die Etymologie der Bezeichnung „Taraxacum" ist weitgehend ungeklärt. Die Herkunft aus dem Arabischen scheint wahrscheinlich: So könnte „tarakhshaqoq" eine gelbblühende Zichorienart wie Löwenzahn bezeichnen. Des Weiteren meint im Arab. „tarak" (lassen) und „sahha" (urinieren), was auf die diuretische Wirkung der Droge hinweist. Das dt. Wort „Löwenzahn" rührt von der Blattform her.
Thymus vulgaris	Thymian (Thyme)	Thymi herba	Der Gattungsname „Thymus" ist griech. Ursprungs und leitet sich von „thyein" (rauchen, räuchern) ab, da Thymian als Räucherwerk und Rauchopfer verwendet wurde.

Lat. Name	Dt. Name (engl. Name)	Verw. Droge	Etymologie
Tilia cordata, Tilia platyphyllos	Linde (Lime)	Tiliae flos	Der Gattungsname „Tilia" erscheint bei Plinius und leitet sich möglicherweise von einer vorrömischen Sprache ab; auch ein Zusammenhang mit dem griech. „tilos" (Bast) scheint denkbar. Die dt. Bezeichnung könnte mit „Lein" (im Lat. „linum") zusammenhängen, da der Bast beider Pflanzen verwendet wurde.
Tussilago farfara	Huflattich (Coltsfoot)	Farfarae folium	Die Gattungsbezeichnung leitet sich vom lat. „tussis" (Husten) ab, da die Pflanze bereits in der Antike hiergegen eingesetzt wurde. Der Artname stammt vielleicht vom lat. „far" (Emmer; Getreide, das ein graues Mehl liefert) und „ferre" (tragen), da die Blätter eine graufilzige Behaarung tragen.
Urtica dioica, Urtica urens	Brennnessel (Stinging nettle)	Urticae folium; Urticae radix	„Urtica" ist vom lat. „urere" (brennen) abgeleitet. Die dt. Bezeichnung „Nessel" steht mit dem mhd. „nezzel" (Textilart) in Verbindung, da man aus den Bastfasern der Brennnessel Nesseltuch anfertigte. Die Artnamen „dioica" (zweihäusig) und „urens" (brennend) dienen nur der Unterscheidung beider Arten.
Valeriana officinalis	Baldrian (Valerian)	Valerianae radix	Der Gattungsname Valeriana ist eine mittellat. Bezeichnung für Baldrian und stammt wahrscheinlich vom lat. „valere" (wert sein). Der dt. Name „Baldrian" ist wohl ein Lehnwort von „Valeriana".
Veratrum album	Weißer Germer (White hellebore)	Veratri rhizoma	Der Gattungsname leitet sich wohl vom lat. „verus" (wahr) ab, was mit der nach der Viersäftelehre der Pflanze beigelegten Haupt reinigenden und stärkenden Wirkung in Gestalt von Niespulvern erklärt werden kann.
Verbascum densiflorum, Verbascum phlomoides, Verbascum thapsus	Königskerze (Mullein)	Verbasci flos	Der Gattungsname leitet sich möglicherweise vom lat. „barbascum" („barba", Bart) ab. Der Artname reicht auf das griech. „thapsos" zurück (eine in der Antike zum Gelbfärben benutzte Pflanze). Als „phlomis" bezeichnet Plinius bereits die Königskerze, woraus Der Beiname „phlomoides" zur Artdifferenzierung gebildet wurde; das lat. „densiflorum" meint „dichtblütig". Der dt. Name „Königskerze" rührt nach Brunfels von der Verwendung der mit Pech bestrichenen Pflanze als Fackel her.

Lat. Name	Dt. Name (engl. Name)	Verw. Droge	Etymologie
Veronica officinalis	Ehrenpreis (Speedwell)	Veronicae herba	Bei dem Gattungsnamen „Veronica" könnte es sich um eine Verstümmelung der Gattungsbezeichnung „Betonica" handeln, der sich nach Plinius vom keltischen Stamm der Vetonen ableiten soll. Auch eine Verbindung mit der Hl. Veronica ist denkbar. Der dt. Name drückt die hohe Wertschätzung, die die Droge im Mittelalter und der Frühen Neuzeit genoss, aus.
Viola tricolor	Stiefmütterchen (Wild pansy)	Violae herba cum flore	Der Gattungsname „Viola" kann mit dem griech. „ion" in Verbindung gebracht werden, worunter man in der Antike Arten der Gattung „Viola", aber auch Kreuzblütler wie Goldlack verstand. Der Artname bezieht sich auf die Dreifarbigkeit der Blüte.
Viscum album	Mistel (Mistletoe)	Visci herba	„Viscum" ist bei römischen Autoren die Bezeichnung für die Mistel und den aus ihren Beeren hergestellten Vogelleim, der zum Fang von Drosseln diente, die als Leckerbissen beliebt waren. Der dt. Name ist seit dem 9. Jahrhundert bezeugt. Möglicherweise kann dieser mit Mist (Kot) in Verbindung gebracht werden, da Misteln über Vogelkot von Baum zu Baum verbreitet werden.
Vitex agnus-castus	Mönchspeffer (Agnus castus)	Agni casti fructus	„Vitika", die altind. Wurzel von „Vitex", bedeutet „Band" oder „Binde" und weist auf die biegsamen Zweige der Pflanze hin. Der Artname leitet sich vom griech. „agnos" (keusch, rein) ab, da der Strauch bereits bei Dioskurides als triebdämpfend galt und so gebraucht wurde. In der Folgezeit wurde „agnus" (lat. „Lamm") gelesen, woraus die dt. Benennung „Keuschlamm" resultiert. Auch die lat. Bezeichnung „castus" (keusch) weist in diese Richtung.
Zingiber officinale	Ingwer (Ginger)	Zingiberis rhizoma	Der Gattungsname „Zingiber" ist seit dem 1. Jhd. n. Chr. in römischen Quellen überliefert und geht auf das mittelind. „singivera" („Geweih"; beachte hierbei die Form des Rhizoms!) zurück. Die dt. Bezeichnung „Ingwer" ist ein Lehnwort von „Zingiber".

5 Bezeichnungen der Chemikalien und Arzneistoffe

5.1 Die Herkunft der chemischen Elementbezeichnungen

Die Symbole der chemischen Elemente sind Abkürzungen ihrer (meist) lateinischen Bezeichnungen. Vor allem bei in der Antike bereits bekannten Metallen wurden die lateinischen Namen unverändert tradiert, so Aurum (Au) für Gold, Argentum (Ag) für Silber oder Ferrum (Fe) für Eisen. Die meisten Elemente wurden im Zuge der wissenschaftlichen Revolution im 18. und 19. Jahrhundert entdeckt. Auch Apotheker waren daran beteiligt, so Carl Wilhelm Scheele (1742–1786), der Sauerstoff, Molybdän, Wolfram und Chlor entdeckte, oder Martin Heinrich Klaproth (1743–1817), der Uran, Zirkonium, Strontium und Cer fand. Die in der zweiten Hälfte des 20. Jahrhunderts neu hinzugekommenen Elemente wurden weniger entdeckt als hergestellt und sind meist Produkte der Schwerionenforschung. Bei der Namensgebung orientierte man sich zunächst an Gestirnen und mythologischen Gestalten, später an mineralogischen Fachbegriffen, offensichtlichen Eigenschaften, berühmten Chemikern oder den Orten ihrer Entdeckung. Im Folgenden werden einige Beispiele gegeben.

Benennung

Nach Himmelskörpern	
Helium (He)	Von griech. helios = Sonne
Plutonium (Pu)	Vom Planeten Pluto
Selen (Se)	Von griech. selene = Mond
Tellur (Te)	Von Tellus = Erde
Uranium (U)	Vom Planeten Uranus
Nach mythologischen Gestalten	
Antimon (Sb)	Von griech. anthos Ammonos = Blüte des Gottes Ammon; stibum von griech. stibi = Grauspießglanz, in der Antike als schwarze Schminke verwendet.
Cobalt (Co)	Ursprünglich Kobolt. Man hatte silbrig glänzende Erze gefunden, aus denen sich jedoch kein Silber isolieren ließ, weshalb man sich genarrt vorkam.
Nickel (Ni)	Sächsische Bezeichnung für einen Kobold. Man hatte ein kupferähnliches Erz gefunden, aus dem sich allerdings kein Kupfer gewinnen ließ, weswegen man es für „verhextes Kupfer" hielt und Kupfernickel nannte. Später wurde der Name Nickel auf das aus dem Erz gewonnene Metall übertragen (vgl. Cobalt).
Niob (Nb)	Nach Niobe, Tochter des Tantalus

Tantal (Ta)	Nach Tantalus, Sohn des Jupiter
Vanadium (V)	Nach dem Beinamen der nordischen Liebesgöttin Freya, Vanadis
Nach natürlich vorkommenden Mineralien	
Barium (Ba)	Von „Schwerspat" (griech. barys = schwer, zur Zeit der Entdeckung auffällig hohes Atomgewicht).
Kalium (K)	Von arab. Al-qali (Pflanzenasche), im Englischen potassium (vgl. Pottasche = Kaliumcarbonat, das durch Auswaschen in Bottichen gewonnen wurde).
Platin (Pt)	Von span. platina = kleines Silber; kommt neben anderen Edelmetallen vor und wurde ursprünglich für minderwertig gehalten, da es sich weder schmelzen noch schmieden ließ.
Nach alchemischer Tradition	
Arsen (As)	von griech. arsenikos = kühn, männlich
Schwefel (S)	Zusammenhängend mit indogermanisch suel = brennen, in der Alchemie das brennbare Prinzip
Nach äußerer Erscheinung	
Caesium (Cs)	von lat. caesius = himmelblau; die Spektrallinien des Elements liegen im blauen Bereich.
Chlor (Cl)	von griech. chloros = grün, vgl. Farbe der Dämpfe
Chrom (Cr)	Nach griech. chroma = Farbe
Iod (I)	von griech. ioeides = violett, vgl. Farbe der Dämpfe
Iridium (Ir)	Iris = Regenbogen; Iridium bildet schillernd bunte Salze.
Quecksilber (Hg)	Hydrargyrum von griech. hydor = Wasser und argyros = Silber, also „wässrig-silbrig". Quecksilber von althochdeutsch „quicksilabar" (schnelles Silber).
Rhodium (Rh)	von griech. rhodeios = rosenrot; viele Rhodiumsalze sind rosarot.
Rubidium (Rb)	Von lat. rubidius = dunkelrot; das Element hat zwei charakteristische, dunkelrote Spektrallinien.
Nach besonderen Eigenschaften	
Osmium (Os)	von griech. osme = Geruch, nimmt Bezug auf den starken Geruch des Osmiumtetraoxids.
Phosphor (P)	von griech. phos = Licht und pherein = tragen, also „Lichtträger". Phospor wird an der Luft unter Lichtemission oxidiert.
Sauerstoff (O)	Oxygenium = Säurebildner; man war früher der Ansicht, Sauerstoff sei Bestandteil aller Säuren.
Stickstoff (N)	Nitrogenium = Salpeterbildner; das Gas wirkt „erstickend", was bereits den Entdeckern aufgefallen war.
Xenon (Xe)	von griech. xenos = fremd; Xenon ist das seltenste der Edelgase.
Nach Orten	
Darmstadtium (Ds)	Darmstadt ist Sitz der Gesellschaft für Schwerionenforschung, die das Element mit der Ordnungszahl 110 im Jahr 1994 herstellte.

Germanium (Ge)	Abgeleitet von Germanien
Holmium (Ho)	Abgeleitet von Stockholm
Kupfer (Cu)	Cuprum von der Insel Zypern, hier fanden sich in der Antike die wichtigsten Vorkommen.
Lutetium (Lu)	Von lat. Lutetia (heute Paris)
Magnesium (Mg)	Von der Halbinsel Magnesia in Thessalien, wo $MgCO_3$ (Magnesit)-Kristalle gefunden wurden.
Ytterbium (Yb) Yttrium (Y) Terbium (Tb) Erbium (Er)	Diese vier Elemente wurden in einem Erz nahe der schwedischen Stadt Ytterby gefunden, alle Bezeichnungen leiten sich hiervon ab.
Nach Eigennamen	
Curium (Cm)	Nach den Physikochemiker-Ehepaar Marie (1867–1934) und Pierre Curie (1859–1906)
Gadolinium (Gd)	Nach dem finnischen Chemiker Johan Gadolin (1760–1852), der die Ytter-erde (s.o.) entdeckte
Lawrencium (Lr)	Nach dem Atomphysiker Ernest O. Lawrence (1901–1959)

5.2 Lateinische Bezeichnung der Oxide

Die „Neue lateinische Bezeichnung" wird rein substantivisch gebildet. Das Metall (Halbmetall) erhält dabei die Endung des Genitiv-Singularis und das Substantiv – Oxid – *oxidum* erhält die Endung des Nominativ-Singularis.

In der „Alten lateinischen Bezeichnung" dagegen wird das Adjektiv *oxydatus* dem Metall (Halbmetall) zur Seite gestellt.

Beispiel	Neue lateinische Bezeichnung	Alte lateinische Bezeichnung
Zinkoxid	Zinci oxidum	Zincum oxydatum
Stickstoffmonoxid	Nitrogenii oxidum	Nitrogenium monoxydatum

5.3 Lateinische Bezeichnung der Hydroxide

Die lateinischen Bezeichnungen der Hydroxide werden nach den Regeln der Oxide gebildet.

hydroxidum — das Hydroxid
hydroxydatus — hydroxidisch

Beispiel	Neue lateinische Bezeichnung	Alte lateinische Bezeichnung
Kaliumhydroxid	Kalii hydroxidum	Kalium hydroxydatum
Calciumhydroxid	Calcii hydroxidum	Calcium hydroxydatum

5.4 Lateinische Bezeichnungen der Säuren

Das lateinische Wort für Säure ist *acidum*, ein nachgestelltes Adjektiv bezeichnet die chemische Struktur der Säure. Die lateinischen Namen der Adjektive haben drei verschiedene Endungen. Die alte lateinische Bezeichnung entspricht gewöhnlich der neuen (Ausnahme: Wasserstoffsäuren).

Gruppe A: Sauerstoffarme Säuren (niedere Oxidationsstufe)
Bsp: Schweflige Säure
Adjektiv: schwefligsauer – sulfur-*osus*
Lateinische Bezeichnung: Acidum sulfur*osum*

Gruppe B: Sauerstoffreiche Säuren (höhere Oxidationsstufe) und organische Säuren
Bsp.: Schwefelsäure
Adjektiv: schwefelsauer – sulfur-*icus*
Lateinische Bezeichnung: Acidum sulfur*icum*
Bsp.: Essigsäure
Adjektiv: essigsauer – acet-*icus*
Lateinische Bezeichnung: Acidum acet*icum*

Gruppe C: Wasserstoffsäuren
Bsp. Chlorwasserstoffsäure (Salzsäure)
Adjektiv: chlorwasserstoffsauer – hydro-chlor-*idus*
Neulateinische Bezeichnung: Acidum hydrochlor*idum*
Altlateinische Bezeichnung: Acidum hydrochlor*icum*

Lateinische Namen der Säureadjektive

aceticus	essigsauer
acetylsalicylicus (acetylosalicylicus)	acetylsalicylsauer
arsenicosus	arsenigsauer
ascorbicus (ascorbinicus)	ascorbinsauer
benzoicus	benzoesauer
citricus	citronensauer
formicicus	ameisensauer
hydrochloridus (hydrochloricus)	chlorwasserstoffsauer
lacticus	milchsauer
nitricus	salpetersauer
nitrosus	salpetrigsauer
oxalicus	oxalsauer
phosphoricus	phosphorsauer
salicylicus	salicylsauer
sorbicus (sorbinicus)	sorbinsauer
sulfuricus	schwefelsauer
sulfurosus	schwefligsauer
tannicus	gerbsauer
tartaricus	weinsauer
trichloraceticus	trichloressigsauer

ÜBERSETZUNGSÜBUNG LÖSUNG S. 154

Acetylsalicylsäure, Ascorbinsäure, Benzoesäure, Wasserfreie Citronensäure, Verdünnte Salzsäure/Salzsäure 10 %, Sorbinäure, Arsenige Säure, Salicylsäure, Weinsäure, Trichloressigsäure.
Acidum aceticum 30 per centum, Acidum aceticum glaciale, Acidum nitricum, Acidum sulfuricum, Acidum sulfurosum, Acidum hydrochloridum concentratum, Acidum nitrosum, Acidum formicicum 25 per centum.

5.5 Lateinische Bezeichnungen der Salze

Wir unterscheiden terminologisch Salze der drei verschiedenen Säuregruppen.

Gruppe A Salze sauerstoffarmer Säuren (niedere Oxidationsstufe)
Der wissenschaftliche Name dieser Salze endet auf -**it.**

Gruppe B Salze sauerstoffreicher Säuren (höhere Oxidationsstufe)
Der wissenschaftliche Name dieser Salze endet auf -**at.**

Gruppe C Salze von Wasserstoffsäuren oder von Wasserstoffverbindungen mit Säurecharakter
Der wissenschaftliche Name dieser Salze endet auf -**id.**

MERKE

Die „neue lateinische Bezeichnung" wird rein substantivisch gebildet. Die Metall- oder Halbmetallnamen erhalten die Endung des Genitiv-Singularis und der substantivische Säurerest erhält die Endung des Nominativ-Singularis.

Beispiel: (das Sulfat des Natriums – Natrii sulfas)

Säurerest	Nom. Sing.	Genus	Neue lat. Bezeichnung
Sulfit	sulfis	Masculinum	Natrii sulfis
Sulfat	sulfas	Masculinum	Natrii sulfas
Sulfid	sulfidum	Neutrum	Natrii sulfidum
Acetat	acetas	Masculinum	Natrii acetas

In der „alten lateinischen Bezeichnung" dagegen wird der Säurerest in Form eines Adjektives dem Metall (Halbmetall) zur Seite gestellt (das schwefelsaure Natrium – Natrium sulfuricum).

Säurerest	Adjektiv	Adj. (Neutrum)	Alte lat. Bezeichnung
Sulfit	sulfurosus	sulfurosum	Natrium sulfurosum
Sulfat	sulfuricus	sulfuricum	Natrium sulfuricum
Sulfid	sulfuratus	sulfuratum	Natrium sulfuratum
Acetat	aceticus	aceticum	Natrium aceticum

Beispiele:

Wissenschaftlicher Name des Salzes	Neue lateinische Endung der Säurereste	Alte lateinische Endung der Säurereste
Natriumsulf-*it*	Natrii sulf-*is* Das Sulfit des Natriums	Natrium sulfur-*osum* schwefligsaures Natrium
Natriumsulf-*at*	Natrii sulf-*as* Das Sulfat des Natriums	Natrium sulfur-*icum* schwefelsaures Natrium
Natriumsulf-*id*	Natrii sulf-*idum* Das Sulfid des Natriums	Natrium sulfur-*atum* schwefelwasserstoffsaures Natrium
vgl. auch		
Natriumchlor-id	Natrii chlor-*idum*	Natrium chlor-*atum* (Kochsalz)

Anm.: *Mehrwertige Metalle haben unterschiedliche Endungen.*

ferrosum – für Eisen(II)-Salze, Ferrum für Eisen(III)-salze
stannosum – für Zinn(II)-salze

Eisen(II)-sulfat	Ferrosi sulfas
Eisen(III)-chlorid	Ferri chloridum

Die lateinischen Namen der Säurereste haben oft weitere Vorsilben, die die chemische Zusammensetzung näher kennzeichnen.

Beispiele:

amino-	Aminogruppe – NH_2 in der Salzformel enthalten
mono-, di-, tri-, tetra-, deka-	mehrfach vorhandene chemische Gruppen oder Elemente in der Salzformel enthalten
per-	weist auf erhöhten Sauerstoffanteil hin
hydrogen-, (bi-)	durch die Vorsilbe hydrogen wird auf freien Wasserstoff im Säurerest hingewiesen, wenn ein *Vokal* im Salzadjektiv folgt
hydrogeno-	wenn ein Konsonant im Salzadjektiv folgt.
hypo-	unter
sub-	Es handelt sich um ein basisches Salz. In der Salzformel befinden sich freie OH-Gruppen.

Säurereste der Gruppe A (wissenschaftlicher Name – Endung -it)

hypochloris, hypochloritis	das Hypochlorit
metabisulfis, metabisulfitis	das Metabisulfit
nitris, nitritis	das Nitrit
sulfis, sulfitis	das Sulfit

ÜBERSETZUNGSÜBUNG LÖSUNG S. 155

Bilde die *„alte“ und „neue“* lateinische Bezeichnung der Salze
Natriumnitrit, Natriumhypochlorit, Kaliummetabisulfit (Kaliumdisulfit), Wasserfreies Natriumsulfit, Natriumsulfit-Heptahydrat.

Säurereste der Gruppe B (wissenschaftlicher Nme – Endung *-at*)

acetas, acetatis	das Acetat
aspartas, aspartatis	das Aspartat
benzoas, benzoatis	das Benzoat
carbonas, carbonatis	das Carbonat
chloras, chloratis	das Chlorat
chromas, chromatis	das Chromat
citras, citratis	das Citrat
diacetas, diacetatis	das Diacetat
dihydrogenocarbonas, dihydrogenocarbonatis	das Dihydrogencarbonat
dihydrogenophosphas, dihydrogenophosphatis	das Dihydrogenphosphat
diphosphas, diphosphatis	das Diphosphat
formias, formiatis	das Formiat
furoas, furoatis	das Furoat
hydrogenocarbonas, hydrogenocarbonatis	das Hydrogencarbonat
hydrogenophosphas, hydrogenophosphatis	das Hydrogenphosphat
hydrogenotartras, hydrogenotartratis	das Hydogentartrat
lactas, lactatis	das Lactat
maleas, maleatis	das Maleat
nicotinas, nicotinatis	das Nicotinat
nitras, nitratis	das Nitrat
oleas, oleatis	das Oleat
palmitas, palmitatis	das Palmitat
pantothenas, pantothenatis	das Pantothenat
perchloras, perchloratis	das Perchlorat
permanganas, permanganatis	das Permanganat
phosphas, phosphatis	das Phosphat
propionas, propionatis	das Propionat
salicylas, salicylatis	das Salicylat
silicas, silicatis	das Silicat
subcarbonas, subcarbonatis	das Subcarbonat
subgallas, subgallatis	das Subgallat
subnitras, subnitratis	das Subnitrat
sulfas, sulfatis	das Sulfat
tannas, tannatis	das Tannat
tartras, tartratis	das Tartrat
tetraboras, tetraboratis	das Tetraborat
valeras, valeratis	das Valerat

ÜBERSETZUNGSÜBUNG LÖSUNG S. 155

Natriummetabisulfit, Eisenchlorid, Kaliumacetat, Ammoniumhydrogencarbonat, Basisches Bismutsalicylat, Bariumsulfat, Magnesiumstearat, Leichtes basisches Magnesiumcarbonat, Silbernitrat, Natriumlactat-Lösung, Leichtes Magnesiumoxid.

Natrii benzoas, Natrii acetas trihydricus, Kalii carbonas, Kalii dichromas, Natrii nitris, Magnesii aspartas dihydricus, Calcii pantothenas, Kalii permanganas, Calcii citras, Cupri sulfas anhydricus, Natrii sulfis anhydricus.

Säurereste der Gruppe C (wissenschaflicher Name – Endung *-id*)

bromidum, bromidi	das Bromid
chloridum, chloridi	das Chlorid
fluoridum, fluoridi	das Fluorid
iodidum, iodidi	das Iodid

ÜBERSETZUNGSÜBUNG LÖSUNG S. 155

Aluminiumchlorid-Hexahydrat, Ammoniumbromid, Calciumcarbonat, Kaliumbromid, Kaliumcitrat, Kaliumiodid, Natriumchlorid, Wasserfreies Natriumcarbonat, Natriumfluorid.

Natrii iodidum, Magnesii subcarbonas ponderosus, Magnesii trisilicas, Natrii nitris, Hydrargyri dichloridum, Zinci chloridum, Zinci acetas dihydricus, Bismuthi subcarbonas, Kalii hydrogenotartras, Natrii sulfas anhydricus, Natrii hydroxidum purissimum, Natrii hydroxidi solutio.

In der nachfolgenden Tabelle sind wichtige apothekenübliche Chemikalien mit ihren unterschiedlichen Bezeichnungen aufgeführt. Nicht explizit aufgeführte Namen werden analog gebildet und können aus den Angaben abgeleitet werden.

Alte lateinische Bezeichnung	Neue lateinische Bezeichnung	Deutsche Bezeichnung	Chemische Formel
Natrium chloratum	Natrii chloridum	Natriumchlorid	$NaCl$
Natrium hypochlorosum	Natrii hypochloris	Natriumhypochlorit	$NaOCl$
Natrium chlorosum	Natrii chloris	Natriumchlorit	$NaClO_2$
Kalium chloricum	Kalii chloras	Kaliumchlorat	$KClO_3$
Kalium perchloricum	Kalii perchloras	Kaliumperchlorat	$KClO_4$
Kalium permanganicum	Kalii permanganas	Kaliumpermanganat	$KMnO_4$
Natrium sulfurosum	Natrii sulfis heptahydricus	Natriumsulfit-Heptahydrat	$Na_2SO_3 \cdot 7\,H_2O$
Natrium sulfuricum	Natrii sulfas decahydricus	Natriumsulfat-Decahydrat	$Na_2SO_4 \cdot 10\,H_2O$

Alte lateinische Bezeichnung	Neue lateinische Bezeichnung	Deutsche Bezeichnung	Chemische Formel
Natrium thiosulfuricum	Natrii thiosulfas	Natriumthiosulfat	$Na_2S_2O_3$
Natrium hydrogencarbonicum Natrium bicarbonicum	Natrii hydrogenocarbonas	Natriumhydrogencarbonat	$NaHCO_3$
Kalium dichromicum	Kalii dichromas	Kaliumdichromat	$K_2Cr_2O_7$
Kalium disulfurosum	Kalii metabisulfis	Kaliumdisulfit (Kaliummetabisulfit)	$K_2S_2O_5$
Ferrum sulfuricum	Ferrosi sulfas	Eisen(II)-sulfat	$FeSO_4$
Ferrum sesquichloratum	Ferri chloridum	Eisen(III)-chlorid	$FeCl_3$
Bismutum subnitricum	Bismuthi subnitras	Basisches Bismutnitrat	$Bi(OH)_2NO_3$
Natrium aminosalicylicum	Natrii aminosalicylas	Natrium-4-aminosalicylat/ p-aminosalicylsaures-Natrium	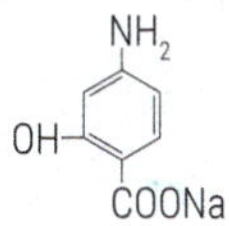
Ammonium chloratum	Ammonii chloridum	Ammoniumchlorid	NH_4Cl
Ammonium jodatum	Ammonii iodidum	Ammoniumiodid	NH_4I

5.6 Lateinsiche Bezeichnungen der Ester

MERKE

Die Alkyle *einwertiger* Alkohole erhalten die Endung **-is.**
Die Alkyle *mehrwertiger* Alkohole erhalten die Endung **-i.**

Die Säurereste der Ester haben Substantivcharakter und gleichen denen, die bei der Bildung der neuen lateinischen Salzbezeichnungen benutzt werden.

Ester einwertiger Alkohole

Wissenschaftlicher Estername	Neue lateinische Bezeichnung	Alte lateinische Bezeichnung
Methylsalicylat	Methylis salicylas	Methylium salicylicum
Ethyloleat	Ethylis oleas	Aethylium oleinicum

Ester mehrwertiger Alkohole

Wissenschaftlicher Estername	Neue lateinische Bezeichnung	Alte lateinische Bezeichnung
Ethylenglycolsalicylat	Ethylenglycoli salicylas	Glycolum salicylicum
Glyceroldistearat	Glyceroli distearas	Glycerinum distearinicum
Propylenglycoldilaurat	Propylenglycoli dilauras	Propylenglycolum dilaurinicum

5.7 Trivialnamen einiger apothekenrelevanter Säuren und Salze

Säuren

Trivialname	Anmerkung/lat. Name
Ameisensäure	Methansäure, wird von vielen Lebewesen, u.a. Ameisen, zu Verteidigungszwecken benutzt; 1671 erstmals aus roten Ameisen isoliert. Acidum form(ic)icum
Ascorbinsäure	Vitamin C; ein Mangel an Vitamin C führt zur Krankheit Skorbut. Acidum ascorbicum
Eisessig	Wasserfreie Essigsäure; diese erstarrt bereits bei 17 °C. Acidum aceticum glaciale
Königswasser	Gemisch aus konzentrierter Salzsäure und konzentrierter Salpetersäure im Verhältnis 3:1. Löst selbst das „königliche" Metall Gold.
Salicylsäure	Früher gewonnen durch oxidative Aufbereitung von Salicin, einem Inhaltsstoff der Weidenrinde (Salicis cortex). Acidum salicylicum
Salpetersäure	Salpeter (von lat. sal petrae – Felsensalz, Steinsalz) ist der Trivialname einer Reihe stickstoffhaltiger Verbindungen (Nitrate) Acidum nitricum, HNO_3, Acidum nitricum fumans (rauchende = konzentrierte Salpetersäure)

Salze

Trivialname	Chem. Bezeichnung	Formel	Anmerkung
Alaun, lat. alumen	Kaliumaluminiumsulfat	$KAl(SO_4)_2 \cdot 12\,H_2O$	Als Adstringens zur oberflächlichen Blutstillung. Auch zur Herstellung von Knetmasse.

Trivialname	Chem. Bezeichnung	Formel	Anmerkung
Bittersalz	Magnesiumsulfat	$MgSO_4 \cdot 7\,H_2O$	Die Substanz schmeckt bitter. Die wässrige Lösung wird als sogenanntes salinisches (salziges) Abführmittel verwendet.
Glaubersalz	Natriumsulfat	Na_2SO_4	Nach dem (Al)chemiker Johann Rudolph Glauber (1604–1670). Er hatte die Substanz, die er für ein „Wundersalz" (sal mirabile) hielt, erstmals rein dargestellt. Die wässrige Lösung wird als sogenanntes salinisches (salziges) Abführmittel verwendet.
Hirschhornsalz	Ammoniumcarbonat, Ammoniumhydrogencarbonat	$(NH_4)_2CO_3$ NH_4HCO_3	Ursprünglich gewonnen durch trockene Destillation von geraspeltem Hirschhorn. Heute noch verwendet als Backtreibmittel.
Höllenstein	Silbernitrat	$AgNO_3$	Das Salz hat eine ätzende Wirkung auf die Haut, bei Kontakt bilden sich intensiv dunkle Flecken. Medizinisch wird der Effekt zur Abtragung von z. B. Warzen genutzt.
Kochsalz	Natriumchlorid	NaCl	Wird im Haushalt („zum Kochen") verwendet.
Natron Bullrich-Salz	Natriumhydrogencarbonat	$NaHCO_3$	Von arab. anatrun. Nach August Wilhelm Bullrich (1802 – 1859), der die Substanz zur „Unterstützung des Reinigungsgeschäftes der Natur", d.h. als Abführmittel, sowie als Antazidum vermarktete.
Pottasche	Kaliumcarbonat	K_2CO_3	Früher Gewinnung durch Auslaugen von Pflanzenasche mit Wasser in Bottichen („Pötten").
Soda	Natriumcarbonat	$Na_2CO_3 \cdot 10\,H_2O$	

5.8 Nomenklatur synthetischer Arzneistoffe

Synthetische Arzneistoffe als organisch-chemische Verbindungen lassen sich nach den Regeln der IUPAC (International Union of Pure and Applied Chemistry) eindeutig kennzeichnen. Daraus resultieren allerdings komplizierte, in der Praxis schwer handhabbare und kaum flüssig auszusprechende Bezeichnungen. Daher vergibt die Weltgesundheitsorganisation (WHO) für Arznei*stoffe* ebenso eindeutige, aber eingängigere, in den wichtigsten Sprachen verständliche Namen. Sie dürfen – im Gegensatz zu registrierten Warenzeichen der Arznei*mittel* – frei verwendet werden, es sind also internationale „Nicht-Eigennamen“, englisch „international non-proprietary names“, abgekürzt INN. Eine Substanz kann immer nur eine IUPAC-Bezeichnung und einen INN haben, aber unter verschiedenen Handelsnamen vermarktet werden. Handelsnamen werden gewöhnlich mit ® (für „registriert“) oder ™ (für „Trademark“) gekennzeichnet.

IUPAC-Bezeichnung	INN	Handelsname(n)
[2-(2,6-Dichloranilino)phenyl]essigsäure, Natriumsalz	Diclofenac	Voltaren®, Diclac® u. a.
1,4-Dihydro-2,6-dimethyl-4-(*o*-nitrophenyl)-3,5-pyridindicarbonsäuredimethylester	Nifedipin	Adalat® u. a.
7-Chlor-2,3-dihydro-1-methyl-5-phenyl-1*H*-1,4-benzodiazepin-2-on	Diazepam	Valium® u. a.

Die Weltgesundheitsorganisation (WHO) vergibt die INN auf Vorschlag der Hersteller nach Rücksprache mit nationalen Behörden. Die jeweilige Bezeichnung wird dann als vorgeschlagener, „proposed“ INN veröffentlicht, um Einsprüche zu ermöglichen. Bleibt die Bezeichnung nach vier Monaten unwidersprochen, wird sie als „recommended“ INN in das amtliche Verzeichnis aufgenommen.

Bei Kreation und Vergabe von INN wird darauf geachtet, dass es sich um relativ kurze eindeutige Bezeichnungen handelt, die in den meisten Sprachen gut geschrieben und ausgesprochen werden können. Verwechslungen mit anderen Substanzen sollen weitgehend ausgeschlossen sein. Rückschlüsse auf Indikationen, anatomische, physiologische oder pathologische Zusammenhänge sollen für Laien nicht, für Fachleute aber zu gewissem Grade möglich sein. Bei entsprechenden Vorkenntnissen werden chemische und pharmakologische Verwandtschaften zwischen den Arzneistoffen aus ihren INN ersichtlich. INN verschiedener Vertreter einer Substanzklasse haben bestimmte Kennsilben gemeinsam, die an verschiedenen Stellen im Wort auftreten können. In der wissenschaftlichen Umgangssprache werden inzwischen einzelne Substanzklassen allein durch die jeweilige INN-Kennsilbe charakterisiert („Sartane“, „Statine“). Regelmäßig aktualisierte Listen von INN-Kennsilben (ca. 230) und ihrer Bedeutung kann man, ebenso wie Richtlinien zur Kreation neuer Kennsilben, auf der Internetseite der WHO nachlesen (https://www.who.int/medicines/services/inn/stembook/en/).

Beispiele

Kennsilbe	Beispiele für INN	Substanzklasse
-cain	Cocain (!), Benzocain, Lidocain, Prilocain	Lokalanästhetika
Cef-	Cefalexin, Ceftriaxon, Ceftibuten	Antibiotika vom Cephalosporin-Typ

Kennsilbe	Beispiele für INN	Substanzklasse
-coq	Beroctocog alfa	Gerinnungsfaktoren (vgl. engl. coagulation) -eptacog (Faktor VII) -octocog (Faktor VIII) -nonocog (Faktor IX)
-cort-	Hydrocortison, Flucortolon, Deflazacort	(einige) Corticosteroide (z.B. als Entzündungshemmer)
-coxib	Celecoxib, Etoricoxib, Parecoxib	Cyclooxigenase(COX)-2-Hemmer, „Coxibe" (zur Schmerzbehandlung)
-dipin	Nifedipin, Nitrendipin, Felodipin, Amlodipin	Calciumantagonisten vom Dihydropyridin-Typ (z.B. zur Blutdrucksenkung)
-estr-	Estradiol, Fosfestrol, Mestranol	Weibliche Geschlechtshormone, Estrogene
-olol	Atenolol, Metoprolol, Propranolol, Bisoprolol	Beta-Rezeptorenblocker (z.B. zur Blutdrucksenkung)
-oxacin	Ofloxacin, Ciprofloxacin, Moxifloxacin	Antibiotika vom Fluorochinolon-Typ (Gyrasehemmer)
-prazol	Omeprazol, Pantoprazol	Protonenpumpeninhibitoren (zur Reduzierung der Magensäureproduktion)
-pril	Captopril, Enalapril, Perindopril, Lisinopril	ACE-Hemmer (ACE = Angiotensin Converting Enzyme; z.B. zur Blutdrucksenkung)
-sartan	Losartan, Telmisartan, Valsartan	Angiotensin-II-Rezeptor-Antagonisten, „Sartane" (z.B. zur Blutdrucksenkung)
-statin	Simvastatin, Pravastatin, Atorvastatin	HMGCoA-Reduktasehemmer, „Statine" (zur Reduzierung der Lipidspiegel im Blut)
-triptan	Sumatriptan, Almotriptan, Zolmitriptan	5-HT_1-Rezeptor-Agonisten, „Triptane" (zur Therapie der Migräne)

In den über 50 Jahren seiner Existenz ist das INN-System indes nicht ohne Inkonsistenzen geblieben. So tragen manche INN-Namen – keiner speziellen Regel folgend – nur in der englischsprachigen Literatur ein e am Ende, das in der deutschen Version entfallen ist. Beispiele sind: Carbamazepine, Morphine, Carbimazole, Ceftazidime, Theophylline, Chlordiazepoxide, Naloxone. Nicht aber zum Beispiel: Cefalexin, Chloramphenicol, Losartan, Sumatriptan, Ibuprofen, Ondansetron. Ein Grund ist, dass im Deutschen die Endung -e oft auf einen Plural hinweist, was irreführend sein könnte.

Für den Bereich neuentwickelter, molekularbiologisch hergestellter Proteinarzneistoffe („Biologicals") wie monoklonale Antikörper (Suffix -mab) wurde das Konzept der Kennsilben erweitert, sodass aus dem Namen weitere Informationen, wie Art des Antikörpers, seine pharmakologischen Eigenschaften und seine Indikation ersichtlich sind. Die Nomenklatur für monoklonale Antikörper wird vom „United States Adopted Name" (USAN) Council festgelegt.

Je nach Art des Antikörpers wird die Endsilbe -mab beispielsweise zu -omab (reine Mausantikörper) oder -umab (Antikörper mit rein humanen Proteinsequenzen). Mischformen aus Maus- und Humanprotein erkennt man an den Silben -zumab (für sogenannte humanisierte Antikörper) und -ximab (für sogenannte chimäre Antikörper).

Weitere Buchstaben geben Auskunft zu Indikation oder Zielort. Die Silbe -tu- kennzeichnet ein Tumormittel, -vi- weist auf die antivirale, -ci- auf kardiovaskuläre Indikationen hin, -li(m)- steht für immunmodulatorische Eigenschaften. Das Präfix ist jeweils frei wählbar.

Beispiele:

Edre – col – o – mab	Mausantikörper gegen kolorektales Karzinom
Ada – lim – u – mab	Humaner Antikörper zur Immunmodulation
Alem – tu – zu – mab	Humanisierter Antikörper zur Tumortherapie
Pali – vi – zu – mab	Humanisierter, antiviraler Antikörper
Ab – ci – xi – mab	Chimärer Antikörper mit kardiovaskulären Indikationen
Inf – li – xi – mab	Chimärer Antikörper zur Immunmodulation

Bei modernen gentechnologischen Behandlungsverfahren wird Erbinformation mittels spezieller Vektoren (z.B. Viren) in Körperzellen eingebracht. Die Namen solcher Arzneistoffe sind relativ komplex und tragen die Endsilbe -vec (z.B. Voretigene neparvovec).

Es gibt auch Wirkstoffe, die aus einem Antikörper-Abschnitt und einem anderen Protein zusammengesetzt sind. Ihre Namen enden auf -cept (Etanercept, Abatacept).

5.9 Namensgebung von Fertigarzneimitteln

Warenzeichenrechtlich geschützte Handelsnamen werden vom Hersteller überwiegend nach marketingtechnischen Gesichtspunkten festgelegt. Bisweilen sind, vor allem bei Produkten, die schon lange auf dem Markt sind, Name des pharmazeutischen Unternehmers, Inhaltsstoffe, Arzneiform oder Indikationen aus dem Handelsnamen zu erschließen

Handelsname	Hersteller	Inhaltsstoff(e)	Arzneiform	Indikation oder Zielorgan
Sinfrontal®				Stirnhöhle (Sinus frontalis)
Partusisten®				Wehenhemmung (partus + sistieren)
Diarrhoesan®				Durchfall (Diarrhö)
Otalgan®				Ohrenschmerzen (ot- + algos)
Mucosolvan®				Schleimlöser (mucus + solvere)
Lefax®				Blähungen (Lee = Windschatten + facere = machen)
Canifug®				Vaginalpilz (Candida) (fuga = Flucht)
Euthyrox®				Schilddrüsenerkrankungen (thyr- + eu = gut)
Ginkobil®		Ginkgo (!) biloba		
Kamillosan®		Kamille		

Handelsname	Hersteller	Inhaltsstoff(e)	Arzneiform	Indikation oder Zielorgan
Ismo®		Isosorbid-Mononitrat		
ACC® akut		Acetylcystein		
Bepanthen®		Panthenol		
Iberogast®		Iberis amara		Magenbeschwerden
Madopar®		L-Dopa		Parkinson
Infectotrimet®	Infectopharm	Trimethoprim		
Lisihexal®	Hexal	Lisinopril		
Thomapyrin®	(ehem.) Thomae			Fieber (pyr)
Grippostad®	Stada			Grippaler Infekt
Injectopas®	Pascoe		Injektionslösung	
Hexoral®		Hexetidin	Mundspülung	
Crataegutt®		Weißdorn (Crateagus)	Tropfen (guttae)	
Magnesiocard®		Magnesium		Herz (kardia)
Pulmicort®		Corticoid		Lunge (pulmo)
Salbulair®		Salbutamol	Aerosol	
Pentavac®		Impfstoff (Vaccine)		fünf (penta) Indikationen
Vaxigrip®		Impfstoff (Vaccine)		Grippe

Um manch älteren Handelsnamen ranken sich interessante Entstehungslegenden; so soll der Handelsname für das erste Barbituratschlafmittel (Veronal®) auf einer Bahnfahrt nach Verona ersonnen worden sein. Das Psychopharmakon Dogmatil® widerlegte angeblich die Lehrmeinung („tilgte das Dogma"), bestimmte Nebenwirkungen ließen sich nicht vermeiden. Das Immunsuppressivum Sirolimus trägt den Handelsnamen Rapamune®, weil die Substanz in einer Bodenprobe von der Osterinsel (Rapa Nui in der Sprache der Eingeborenen) gefunden wurde. Voltaren® nimmt wahrscheinlich Bezug auf die früher übliche Elektrotherapie rheumatischer Erkrankungen mittels der von Alessandro Volta erfundenen Batterie. Handelsnamen von Impfstoffpräparaten enden oft auf -vac oder -vax. Die Endung kommt von „Vakzine", dem Fachbegriff für Impfstoff. Dies nimmt wiederum Bezug auf die ersten Pockenimpfstoffe, die Ende des 18. Jahrhunderts von Kühen (lat. vacca – Kuh) gewonnen wurden.

Neuere Produkte tragen oft einen, weniger die rationale als die emotionale Verständnisebene ansprechenden Phantasienamen, der meist von professionellen Werbeagenturen ausgewählt wird: Abilify®, Advantan®, Balanca®, Integrilin®, Lyrica®, Votum®. Der Hersteller des gegen Bronchialerkrankungen verwendeten Umckaloabo® wirbt dagegen mit der Unaussprechlichkeit des Handelsnamens („unaussprechlich, aber ausgesprochen gut"®). Der Name des um 1900 aus Südafrika nach Europa gekommenen Präparates leitet sich von Begriffen aus der Zulu-Sprache, umKhulane (Lungenkrankheit) und uHlabo (Brustschmerzen), ab.

Handelsnamen neuerer Arzneimittel sind, in Übereinstimmung mit einer Richtlinie der europäischen Zulassungsbehörde, weitgehend reine Phantasiebezeichnungen. Sie sollen sich von bereits eingeführten Namen deutlich (in mindestens drei Buchstaben) unterscheiden. Dadurch will man Verwechslungen vermeiden. Inzwischen ähneln die Handelsnamen neuerer Arzneimittel immer mehr Phantasiebezeichnungen des allgemeinen Wirtschaftslebens (Zalando, Novartis, Avoxa ...). Von den 28 im Jahr 2019 in Deutschland neu zugelassenen Arzneimitteln hatten 21 einen dreisilbigen, in der Mitte betonten Handelsnamen ohne Bezug zu Hersteller, Indikation oder Wirkstoff (z.B. Alunbrig®, Vizimpro®, Vitrakvi®, Takhzyro®). In Einzelfällen gelingt es indes, diesen Ansatz mit einem versteckten Hinweis auf den Wirkmechanismus zu kombinieren. So gelangt das Antibiotikum Cefiderocol quasi wie ein trojanisches Pferd gemeinsam mit für das Bakterium lebenswichtigen Eisenionen (Elementsymbol Fe) in die Zelle, die es dann zerstört. Der Handelsname des Präparates lautet Fetroja®. In einzelnen Fällen verrät die Namensgebung auch etwas über die Einstellung zu bestimmten Arzneimitteln. Ein Beispiel sind die „Notfallkontrazeptiva" („Pille danach"). Neben eher neutralen Bezeichnungen (PiDaNa®, EllaOne® von Ella - Sie) steht in manchen Ländern wie den USA die Entscheidungsfreiheit der Frau bei der Namensgebung im Vordergrund (Plan B®, Next Choice®), während in Asien, Afrika und Lateinamerika eine eher negative Haltung zutage tritt (Unwanted®, PregNon®, Escapelle®).

Im Apothekenalltag verdienen auch Zusätze zu Handelsnamen besondere Beachtung, da sie auf bestimmte Zielgruppen, abweichende Dosierungen, besondere Arzneiformen, ja sogar auf fehlende oder zusätzliche Inhaltsstoffe hinweisen können. Verwechslungen können weitreichende Folgen haben. Wichtige, Dosisunterschiede bezeichnende Zusätze sind forte (= stark), mite (= mild), semi (= halb). Namenszusätze wie N (oft für „neu" – nicht mit den Packungsnormgrößen N1, N2, N3 verwechseln!), S (oft für „sine" = ohne) weisen auf eine geänderte Zusammensetzung hin. Es gibt allerdings eine Vielzahl unterschiedlicher Zusätze zu Handelsnamen, deren Bedeutung sich nicht verallgemeinern lässt. Gleiche Zusätze können je nach Hersteller, Wirkstoff oder Arzneiform unterschiedliche Bedeutung haben und auf unterschiedliche Dosierungen, Zusammensetzungen, Indikationen oder galenische Eigenschaften hindeuten.

Beispiele

Aspirin®		Einziger Wirkstoff: Acetylsalicylsäure (500 mg)
Aspirin® complex		Enhält Acetylsalicylsäure (500 mg) und Pseudoephedrin HCl (30 mg)
Aspirin effect		Enthält Acetylsalicylsäure (500 mg) in einer Zubereitung, die sich ohne Wasser einnehmen lässt
Aspirin plus C	Vitamin C	Enthält Acetylsalicylsäure (400 mg), Ascorbinsäure (Vitamin C, 240 mg)
Dolomo TN	Tag und Nacht	

Estramon® Uno	uno = eins	Pflaster muss nur einmal pro Woche gewechselt werden
Isoptin® *KHK*	Gegen Koronare Herzkrankheit	
Isoptin® *RR*	Gegen hohen Blutdruck	Doppelte Dosierung wie KHK
Orfiril®		Schnell freisetzende Arzneiform
Orfiril® long	long = lang	Retardkapseln mit längerer Wirkdauer
Prostagutt® mono	mono = eins	Nur ein Wirkstoff
Prostagutt® uno	uno = eins	Nur ein Wirkstoff; Einnahme nur einmal täglich
Thomapyrin® classic		Enthält Acetylsalicylsäure (250 mg), Paracetamol (200 mg), Coffein (50 mg)
Thomapyrin® intensiv		Enthält Acetylsalicylsäure (250 mg), Paracetamol (250 mg), Coffein (50 mg)
Thomapyrin® tension duo		Enthält Ibuprofen (400 mg), Coffein (100 mg)
Zovirax duo	duo = zwei	Zwei Wirkstoffe

Präparate, die auf den Markt kommen, nachdem das Patent für den Wirkstoff, das dem Erstanbieter für eine gewisse Zeit die Alleinvermarktungsrechte sichert, abgelaufen ist, nennt man „Generika". Sie werden gewöhnlich zu deutlich niedrigeren Preisen als das Originalpräparat angeboten und setzen sich daher in der Veorordnungspraxis meist schnell durch. Sie haben gewöhnlich kein eingetragenes Warenzeichen, sondern werden mit dem Wirkstoffnamen (INN) und dem Namen des Herstellers bezeichnet (Ramipril ratiopharm, Paracetamol STADA etc.). Auch hier kann es Namenszusätze geben, die z.B. auf einem weiteren Wirkstoff hinweisen (vgl. Ramipril HEXAL comp.; enthält Ramipril und Hydrochlorothiazid).

6 Lesen und Interpretieren ärztlicher Verschreibungen

6.1 Die Verordnung von Rezepturarzneimitteln

Rezepturarzneimittel sind solche, die auf Verschreibung individuell für einen einzelnen Patienten in der Apotheke hergestellt werden. Das ist zum Beispiel dann erforderlich, wenn bestimmte Wirkstoffe, Wirkstoffkombinationen oder Dosierungen nicht als Fertigarzneimittel verfügbar sind. Pro Jahr werden noch immer mehrere Millionen Rezepturarzneimittel in deutschen Apotheken hergestellt, viele davon sind Dermatika, also halbfeste Zubereitungen (z. B. Salben) zur Anwendung auf der Haut. Neben Verschreibungen, die der Arzt nach individueller Notwendigkeit und eigener Erfahrung zusammenstellt, gibt es sogenannte standardisierte Rezepturen, die wichtige Indikationen abdecken und die auf Stabilität geprüft wurden. Solche findet man in erster Linie in dem Werk „Deutscher Arzneimittelcodex/Neues Rezeptur-Formularium" (DAC/NRF®), ältere sogenannte Formularien sind die „Standardrezepturen" der ehemaligen DDR (SR) oder die historischen „Formulae Magistrales Berolinenses" (FMB). Arzneimittel, die in der Apotheke auf Vorrat hergestellt werden, nennt man Defekturarzneimittel. Beispiele sind Methadon-Lösung, weiche Zinkpaste und häufig verordnete Rezepturen gleicher Zusammensetzung. Das Wort kommt von lateinisch deficere = fehlen. Im Wortsinn wird durch die Herstellung aufgefüllt, was im Vorrat der Apotheke „fehlt". In der Apotheke, beim Hersteller oder beim Großhandel gerade nicht vorrätige Artikel bezeichnet man umgangssprachlich auch als „Defekte".

6.1.1 Aufbau eines Rezepttextes

1. *Jedes Rezept beginnt mit der lateinischen Terminologie der Zusammensetzung der herzustellenden Verordnung (praescriptio, ordinatio).* Das lateinische Wort „Recipe" (Abkürzung Rp.) hat seine Bedeutung verloren. Es handelt sich um den Imperativ des Verbs „recipere" mit der Bedeutung „Nimm!". Die Rezeptursubstanzen, die dem Vermerk „Recipe" folgten, wurden in den Genitiv gesetzt, die Mengenangaben in den Akkusativ.
2. Durch eine sogenannte *Subscriptio* teilt der Arzt der Apotheke mit, was mit den aufgeführten Rezeptursubstanzen zu geschehen hat (Arbeitsanweisung). Diese Arbeitsanweisung kann drei verschiedene Foren haben:
   a) Misce, da, signa!
   Abkürzung: M. D. S.
   Deutsche Bedeutung: Mische, gib ab, signiere!
   b) Misce, (ut) fiat ... (z. B. pulvis); dentur tales doses numero X
   Abkürzung: M. f. pulv. dent. tal. dos. Nr. X
   Deutsche Bedeutung: Mische, dass es ein Pulver (oder eine andere Darreichungsform) werde; diese Dosen sollen 10-mal gegeben werden.

„Fiat" stellt die dritte Person Singular dar. Das Wort „dentur" (sie mögen gegeben werden) stammt vom Verb „dare" (geben) und ist die dritte Person Plural, Präsens, Konjunktiv, Passiv.

c) Misce, (ut) fiant ... (z. B. pulveres); divide in partes aequales numero X
Abkürzung: M. f. pulv. div. i. part. aeq. Nr. X
Deutsche Bedeutung: Mische, dass es Pulver (oder eine andere Darreichungsform) werden; teile in 10 gleiche Teile!
Das Wörtchen „ut" ist das deutsche „dass"; da es oft weggelassen wird, ist es hier eingeklammert. Das Wort „fiant" stammt von dem Verb „facere" (machen). Es stellt die dritte Person Plural, Präsens, Konjunktiv, Passiv dar und bedeutet: Sie mögen gemacht werden (nämlich die Pulver).

Anhand eines Rezeptbeispiels soll gezeigt werden, wie dasselbe Rezept durch den Austausch der Subscriptio eine völlig andere Bedeutung bekommt:

Rp.

Acid. acetylosalicyl.	0,5 g
Lactos.	1,5 g

Wird die Subscriptio – M. D. S. – benutzt (Bedeutung s. unter a), so verlangt man vom Rezeptar, diese Pulver zu mischen, das Gemisch in ein Behältnis zu geben und zu signieren. Dem „S" (signa) folgt oft eine Gebrauchsanweisung des Arztes, die auf die Packung zu übertragen und dem Patienten zu erklären ist.

Wird die Subscriptio – M. f. pulv. dent. tal. dos. Nr. X – benutzt (Bedeutung s. unter b), so verlangt man vom Rezeptar abgeteilte Pulver, die in Pulverkapseln und Schachteln abgegeben werden. Es ist jedoch eine ganz andere Dosierung; denn die angegebenen Dosen ergeben die Menge für 1 Pulver (es ist also 2 g schwer). Beim Rezeptieren müssen die angegebenen Mengen zunächst einmal mit 10 multipliziert werden, um daraus 10 Pulver à 2 g abteilen zu können *(Dispensiermethode)*.

Wird die Subscriptio – M. f. pulv. div. i. part. aeq. Nr. X – benutzt (Bedeutung s. unter c), so verlangt man vom Rezeptar, diese angegebenen Dosen zu mischen und aus diesem Gemenge 10 Pulver abzuteilen. Ein abgeteiltes Pulver wäre dann nur 0,2 g (2:10) schwer *(Dividiermethode)*. Es sind die im Rezept stehenden Grammangaben zu taxieren.
Eine falsche Deutung kann schwere Folgen haben.

Nicht immer haben alle Bestandteile einer komplexen Rezeptur eine gleichberechtigte Bedeutung in pharmakologischer Hinsicht. Oft gibt es einen Hauptwirkstoff (*Remedium cardinale*), dessen Wirkung durch andere Rezepturbestandteile (*Remedia adiuvantia*) unterstützt wird. Manche Stoffe sollen vornehmlich die Eigenschaften der Arzneiform verbessern, es sind Hilfsstoffe (*Constituentien*). Zu ihnen gehören auch geschmacksverbessernde Zusätze (*Corrigentien*).

Üblich ist die abgekürzte Angabe der Bestandteile, wodurch sich bei der Verschreibung auch die korrekte Bildung der (wegen des „recipe" zu Beginn) eigentlich nötigen Genitive erübrigt. Die Abkürzungen sind nicht immer ganz eindeutig, so steht Hydrocort. acet. für Hydrocortisonum *aceticum* (Hydrocortisonacetat), während Triamcinol. acet. Triamcinolonum *acetonidum* (Triamcinolonacetonid) bedeutet.

Eine lateinische Kennzeichnung in der Apotheke hergestellter Arzneimittel ist inzwischen nicht mehr erlaubt. Für jeden einzelnen Bestandteil sind Mengangaben mit Gewichtseinheiten zu machen. Es sind zudem weitere gesetzliche Anforderungen, etwa der Gefahrstoffverordnung zu beachten. Dennoch erreichen die Apotheken noch regelmäßig traditionelle, lateinische Verschreibungen, sodass entsprechende Kenntnisse unerlässlich sind.

6.1.2 Wichtige Arzneiformbezeichnungen auf Rezepten

Die vollständige Verschreibung eines Rezepturarzneimittels gibt auch an, welche Arzneiform durch die Herstellung entstehen soll, auch wenn sich dies dem Fachmann meist durch einen Blick auf die Bestandteile erschließen wird. Manchmal sind auch Zubereitungen als solche Bestandteil einer komplexeren Rezeptur. Die folgende Tabelle nennt in diesem Zusammenhang wichtige Begriffe, von denen einige allerdings nur noch historische Bedeutung haben.

Gesetzlich vorgeschrieben ist darüber hinaus auch die Angabe einer Gebrauchsanweisung für das hergestellte Arzneimittel, die dem Patienten zu kommunizieren und zu erläutern ist.

Capsulae	Kapseln
Compressi	Tabletten (von lat. comprimere – zusammendrücken)
Cremor	(im übertragenen Sinne) Creme (eigentlich: Schleim)
Decoctum	Abkochung, Dekokt (von lat. decoquere – abkochen)
Emplastrum	„Pflaster", zähflüssige, nach Erwärmen streichfähige Zubereitung zum Aufbringen auf die Haut (also nicht (Heft)pflaster im umgangssprachlichen Sinne)
Emulsio	Milchähnliche Zubereitung, Emulsion (von lat. emulgere – ausmelken)
Extractum	Auszug, Extrakt (von lat. extrahere – herausziehen)
Infusum	Infus, (heiß-wässriger) Aufguss (von lat. infundere – übergießen)
Injectio	„Einspritzung" (von lat. inicere – hineinwerfen)
Linimentum	Salbenartige Einreibung, Liniment (von lat. linere – schmieren)
Lotio	Dünnflüssige Zubereitung zum Auftragen auf die Haut, Lotion, Schüttelmixtur
Mucilago	dickflüssige, „schleimige" Zubereitung (von lat. mucus – Schleim)
Suppositorium	Zäpfchen (von lat. subponere – unten ansetzen)
Suspensio	Aufschwemmung, Suspension, disperses System fest in flüssig (von lat. suspendere – aufhängen, in der Schwebe halten)
Unguentum	Salbe (von lat. ung(u)ere – salben, bestreichen)
Oculentum	Augensalbe (von lat. oculus – Auge, unguentum – Salbe)
Oculoguttae	Augentropfen (von lat. oculus – Auge; gutta – Tropfen)
Otoguttae	Ohrentropfen (von griech. ǔs, otos – Ohr, lat. gutta – Tropfen)
Pilulae	Pillen (von lat. pilula – kleiner Ball, Kügelchen)
Pulvis	Pulver
Rhinoguttae	Nasentropfen (von griech. rhis – Nase, lat. gutta – Tropfen)
Tinctura	Tinktur (von lat. tingere – färben)

6.1.3 Mengenangaben auf Rezepten

Es ist natürlich am eindeutigsten, zu jeder Mengenangabe auch eine Gewichtseinheit anzugeben. Für die Kennzeichnung der fertigen Rezeptur ist das auch vorgeschrieben, auf dem Rezept wird das allerdings nicht immer gemacht. *Einer Konvention entsprechend ist bei einer singulären Mengenangabe mit Dezimalkomma gedanklich die Einheit Gramm zu ergänzen.* Zur Vereinfachung des Verschreibens können Mengenangaben zweier unmittelbar aufeinander folgenden Bestandteile zusammengefasst angegeben werden; die Menge steht dann beim letzten der in gleicher Menge einzusetzenden Bestandteile mit dem Zusatz aa (auch $\bar{\text{aa}}$) für „ana partes aequales" (zu gleichen Teilen). Oft wird auch die genaue Menge des letzten Bestandteils, zum Beispiel der Salbengrundlage, nicht explizit angegeben, sondern nur die Gesamtmenge des Ansatzes mit dem Zusatz „ad" (= bis zu). Das „Auffüllen" des Ansatzes bis zu einem Endgewicht nach Einwiegen der Wirkstoffe entspricht auch der gewöhnlichen Arbeitsweise in der Apotheke. Auch eine Kombination (aa ad) ist möglich, wenn die letzten beiden rezeptierten Bestandteile in gleicher Menge einzusetzen sind und damit auf ein Gesamtgewicht azufüllen ist.

Insofern gibt es mehrere Möglichkeiten, ein und dasselbe Rezepturarzneimittel zu verordnen:

Rp.	1.	2.	3.	
Clotrimazol.	1,0	1,0	1,0	Clotrimazol
Ur. pur.	40,0	40,0		Reiner Harnstoff
Vasel. alb.	40,0	40,0	aa 40,0	Weiße Vaseline
Ad. lan.	19,0	ad 100,0	ad 100,0	Wollwachs
M. f. ungt.	Mische, damit eine Salbe entstehe			

Rp.	1.	2.	3.	
Erythromyc.	2,0	2,0		Erythromycin
Metronidazol.	2,0	2,0		Metronidazol
Clotrimazol.	2,0	2,0	aa 2,0	Clotrimazol
Ungt. emuls. aquos.	94,0	ad 100,0	ad 100,0	Anionische hydrophile Creme (früher wasserhaltige hydrophile Salbe)
M. f. ungt.	Mische, damit eine Salbe entstehe			

6.1.4 Beispiele für Rezepturen

Rp.		
Betamethason. valerian.	0,1	Betamethasonvalerat
Acid. salicyl.	6,0	Salicylsäure
Cremor basal.	ad 100,0	Basiscreme DAC
M. f. ungt.	Mische, damit eine Salbe entstehe	

Rp.		
Foenicul. fruct.	10,0	Fenchelfrüchte
Matricariae fl.	10,0	Kamillenblüten
Menthae pip. fol.	20,0	Pfefferminzblätter
Sennae fol.	60,0	Sennesblätter
M. f. spec.	Mische, damit ein Tee entstehe, Abführtee (Species laxantes)	

Rp.		
Natr. chlorat.	2,6	Natriumchlorid
Kal. chlorat.	1,5	Kaliumchlorid
Natr. citr.	2,9	Natriumcitrat
Glucos. anhydr.	20,5	Wasserfreie Glucose
M. f. mixt.	Mische, damit eine Mischung entstehe	
Zur Zubereitung einer oralen Rehydratationslösung bei starken Durchfällen		

Rp.		
Dexpanthenol.	5,0	Dexpanthenol
Natr. benzoic.	0,15	Natriumbenzoat
Acid. citr. anhydr.	0,1	Wasserfreie Citronensäure
Aq. purif.	ad 100,0	Gereinigtes Wasser
M. f. sol.	Mische, damit eine Lösung entstehe	
Zur Pflege der Mundschleimhaut		

Rp.		
Argent. protein.	2,0	Silbereiweiß
Glycerol. 85%	2,5	Glycerin
Aq. purif.	ad 100,0	Gereinigtes Wasser
M. f. rhinogutt.; vitr. pipett.	Mische, damit Nasentropfen entstehen, Pipettenflasche	

Bleibt die konkrete Menge eines Rezepturbestandteils bei der Verschreibung offen und den Fachkenntnissen des Apothekers vorbehalten, lautet die Vorschrift „quantum satis" (q.s.; „so viel wie nötig").

Rp.		
Diazepam.	0,01	Diazepam
Ad. solid.	q.s.	Hartfett
M. f. supp. dent. tal. dos. Nr. XX	Mische, damit ein Zäpfchen entstehe, gib 20 solcher Dosen ab. (Beachte: Die verschriebene Wirkstoffmenge bezieht sich nur auf ein Zäpfchen, der Ansatz muss demnach zwanzigmal so groß gewählt werden.)	

Rp.		
Paracetamol.	0,5	Paracetamol
Ad. solid.	q.s.	Hartfett
M. f. supp. div. i. part. aeq. Nr. V	Mische, damit Zäpfchen entstehen, teile in fünf Teile. (Verschrieben ist die gesamte Wirkstoffmenge für alle 5 herzustellenden Zäpfchen. Ein Zäpfchen enthält also 100 mg Wirkstoff.)	

Rp.		
Mometason. fur.	0,1	Mometasonfuroat
Clotrimazol.	0,9	Clotrimazol
Lot. alb. aq.		Zinkoxidschüttelmixtur
Ungt. emuls. aquos.	$\overline{\text{aa}}$ ad 100,0	Anionische hydrophile Creme
M. f. ungt.	Die Ausführung der Verschreibung führt dazu, dass im fertigen Produkt jeweils 49,5 g Zinkoxidschüttelmixtur (Lotio alba aquosa) und anionische hydrophile Creme (Unguentum emulsificans aquosum) enthalten sind.	

Rp.		
Methadon. hydrochlor.	0,5	Methadonhydrochlorid
Acid. sorb.	0,06	Sorbinsäure (Konservierungsmittel)
Aq. purif.	59,44	Gereinigtes Wasser
Sirup. Rubi idaei	ad 100,0	Himbeersirup
M. f. sol.	Die Rezeptur enthält 40 g Himbeersirup.	

6.2 Die Verordnung von Fertigarzneimitteln

Heute werden überwiegend Fertigarzneimittel verordnet. Auf dem Rezeptblatt angegeben ist in der Regel das eingetragene Warenzeichen eines bestimmten Herstellers.

Zur Angabe der Packungsgröße bestehen verschiedene Möglichkeiten. So kann die Anzahl der gewünschten Tabletten, Zäpfchen etc. explizit angegeben werden. Dies geschah früher überwiegend in römischen Zahlen; seit Rezepte gewöhnlich als Computerausdruck vorliegen, begegnen dem Apotheker fast nur noch arabische Zahlen. Häufig steht vor der Mengenangabe die Abkürzung „Nr." für „numero" (in der Zahl von). Bisweilen findet sich als Mengenangabe die Bezeichnung O.P. oder OP für „Originalpackung", womit die kleinste im Handel befindliche Packung gemeint ist.

In der „Packungsgrößenverordnung" sind indikationsbezogen die „Normgrößen" N1, N2 und N3 definiert, die regelmäßig auf Rezeptblättern angegeben werden. Grundlage ist die „Reichdauer" einer Packung, die berücksichtigt, wie lange und in welcher Dosierung ein Arzneimittel bei einer bestimmten Indikation normalerweise eingesetzt werden soll. So ist eine Antibiotikatherapie gewöhnlich nach einigen Tagen beendet, während Medikamente gegen Bluthochdruck oder Diabetes mellitus dauerhaft gegeben und somit auch in größeren Packungen verordnet werden.

Die Signatur (Gebrauchsanweisung) muss vom Apotheker auf die abzugebende Packung übertragen und/oder dem Patienten erläutert werden. Gewöhnlich sind die Einnahmehinweise auf dem Rezept in Klarschrift angegeben („3-mal täglich 10 Tropfen"). Allmählich bürgert sich jedoch auch auf Rezepten die in der Klinik übliche Angabe „morgens – mittags – abends – (nachts)" ein. Die Angabe 1 – 0 – 1 bedeutet also, dass morgens und abends eine abgeteilte Arzneiform (Tablette, Zäpfchen etc.) gegeben werden soll. Analog wird bei Tropfen verfahren (20 – 10 – 20). So erfolgen die Angaben auch auf dem „bundeseinheitlichen Medikationsplan", den jeder Patient haben sollte, der mindestens drei Arzneimittel dauerhaft einnimmt. Durch das Kürzel „Dj" (dies steht für „Dosierungsanweisung vorhanden: ja") wird kenntlich gemacht, dass der Patient eine Dosierungsanweisung durch den Arzt erhalten hat.

Zahlreiche Angaben auf einem Rezeptblatt erfüllen formale, der Abrechnung dienende Anforderungen der gesetzlichen Krankenversicherungen.

Für jeden abgegebenen Artikel muss die sogenannte Pharmazentralnummer (PZN) maschinenlesbar in die vorgesehenen Felder eingetragen werden. Dabei handelt es sich um eine achtstellige Zahl, die apothekenübliche Waren (und teilweise Dienstleistungen) eindeutig identifiziert. Sie ist auch Grundlage von EDV-Anwendungen und Abrechnungsverfahren.

Durch Ankreuzen des links auf dem Rezeptformular befindlichen „Aut-idem-Feldes" kann der Arzt ausschließen, dass in der Apotheke ein dem verordneten Handelspräparat wirkstoffgleiches und für die jeweilige Krankenkasse wegen spezifischer Rabattverträge preisgünstigeres Fertigarzneimittel eines anderen Herstellers abgegeben wird, was ansonsten gesetzlich vorgeschrieben ist. „Aut idem" („oder Gleiches") ist streng zu unterscheiden von „aut simile" („oder Ähnliches"), was zur Abgabe eines gleichartig wirkenden Präparates berechtigen würde. Eine derartige Substitution (= Ersatz) ist normalerweise nicht gestattet, kann aber von den Behörden temporär und ausnahmsweise, z. B. im Pandemiefall, erlaubt werden. Das Wort „Substitution" begegnet dem Pharmazeuten indes noch an anderen Stellen, etwa wenn davon die Rede ist, körpereigene lebenswichtige Substanzen (z.B. Insulin beim Diabetespatienten) medikamentös zu „ersetzen". Viele Apotheken sind auch in die Drogenersatztherapie (Substitutionstherapie) eingebunden, bei der es darum geht, ehemalige Konsumenten illegaler Drogen mit einem legalen und vom Arzt verordneten „Ersatzmittel" (z.B. Methadonlösung) zu versorgen, damit sie wieder am üblichen gesellschaftlichen Leben teilnehmen können.

6.3 Abkürzungen auf Rezepten und ärztlichen Anweisungen

aa ($\overline{aa}$)	ana partes aequales	zu gleichen Teilen
ad		bis zu
ad lib.	ad libitum	nach Belieben
ad man. med.	ad manus medici	zu Händen des Arztes
ad us. ext.	ad usum externum	zum äußerlichen Gebrauch
ad us. propr.	ad usum proprium	zum eigenen Gebrauch
ad us. vet.	ad usum veterinarium	zum tierärztlichen Gebrauch
dent. tal. dos.	dentur tales doses	es sollen solche Dosen gegeben werden
div. in part. aeq.	divide in partes aequales	teile in gleiche Teile
Dj		Dosierungsanweisung ja
I.E.		Internationale Einheiten
m.f. ...	misce (ut) fia(n)t ...	mische, damit ... entstehe(n)
M.D.S.	misce, da, signa	stelle her, gib ab und beschrifte
N		Normgröße
Nr.	numero	in der Zahl von
OP		Originalpackung
pro infant.	pro infantibus	für Kinder
pro stat.	pro statione	für die Station, Sprechstundenbedarf
q.s.	quantum satis	soviel wie nötig
s. vitr.	sine vitro	ohne Glas (zu berechnen)
sol.	solutio	Lösung
supp.	suppositorium	Zäpfchen
ungt.	unguentum	Salbe
vitr. pipett.	vitrum pipettatum	Pipettenflasche

Im angelsächsischen Sprachraum sind als Dosierungsangaben gebräuchlich

s.i.d.	semel in die	einmal täglich
b.i.d.	bis in die	zweimal täglich
t.i.d.	ter in die	dreimal täglich
q.i.d.	quater in die	viermal täglich

ÜBUNG LÖSUNG S. 155 f.

Bilden Sie zu den folgenden Abkürzungen die ausgeschriebenen Begriffe und übersetzen Sie ins Deutsche!
Vasel. alb., Acid. salicyl., Vitr. pipett., Triamcinol. acet., Prednisolon. acet., Aq. conserv., Natr. chlorat., Atropin. sulf., Ol. Oliv., Acid. citr. anhydr., Ol. Arachid. hydrogen., M. f. supp., Ol. Ric. raff.

Rp.
Tinct. Ipecac. norm.
Spir. Anisi comp. aa 2,5
Sirup. Thym. 10,0
Aq. conserv. ad 100,0
Übersetzen Sie die Bestandteile ins Deutsche! Wie viel des letztgenannten Bestandteils wird benötigt?

Rp.
Acid. acetylosalic. 0,5
Codein. phosphor. 0,2
Ad. solid. ad 2,0
M. f. supp., d. tal. dos. Nr. X
Übersetzen Sie Bestandteile und Herstellungsanweisung ins Deutsche!
Wie hoch ist das Gesamtgewicht des Ansatzes?

6.4 Beispiele für Abkürzungen für Arzneiformen in der ABDA-Datenbank

Das einschlägige Informationssystem in Apotheken, die ABDA-Datenbank, kennt eine Vielzahl sehr spezieller Abkürzungen für Arzneiformen, die auf gedruckten Rezepten erscheinen und sich teilweise nicht selbst erklären. Wegen der herausragenden Bedeutung der ABDA-Datenbank im Apothekenalltag werden die wichtigsten Abkürzungen im Folgenden erklärt.

AER Aerosol
AMP Ampullen
AIM Ampullen intramuskulär
AIV Ampullen intravenös
AFL Ampullenflaschen
ANC Analcreme
ANS Augen- und Nasensalbe
AOT Augen- und Nasentropfen
ATO Augen- und Ohrentropfen
AUS Augensalbe
ATR Augentropfen
BSC Basiscreme
BIN Binden
BTA Brausetabletten
BRG Brausegranulat
CRE Creme
DAP Depot-Ampullen
DFT Depot-Filmtabletten
DPK Depot-Kapseln
DIL Dilution
DOS Dosieraerosol
DSS Dosierspray
DRA Dragees
DRM Dragees magensaftresistent
DFL Durchstechflasche
ESP Einmalspritze
EIN Einreibung
EMU Emulsion
ESU Erwachsenen-Suppositorien
FER Fertigspritzen
FDA Filmdragees
FTA Filmtabletten
FMR Filmtabletten magensaftresistent
FBL Fußbalsam
FCR Fußcreme

GEL	Gel
GLO	Globuli
GRA	Granulat
GSE	Granulat zur Herstellung einer Suspension zum Einnehmen
GUL	Gurgellösung
HSL	Haftsalbe
HTA	Halstabletten
HKP	Hartkapseln
KMP	Hartkapseln mit magensaftresistenten Pellets
HBA	Hautbalsam
HCR	Hautcreme
HTS	Hautsalbe
HSA	Hustensaft
HTR	Hustentropfen
INF	Infusionslösung
INH	Inhalat
INL	Inhalationslösung
IFL	Injektionsflasche
ILO	Injektionslösung
IPA	Insulinpatrone
KAP	Kapseln
KMR	Kapseln magensaftresistent
KTA	Kautabletten
KDR	Kinder-Dragees
KDK	Kinder-Kapseln
KSA	Kinder-Saft
KSI	Kinder-Sirup
KSU	Kinder-Suppositorien
KKS	Kleinkinder-Suppositorien
KLY	Klysmen
KPG	Kombipackung
LIN	Liniment
LOE	Lösung
LUT	Lutschtabletten
MTA	Manteltabletten
NAG	Nasengel
NSA	Nasensalbe
NTR	Nasentropfen
OTA	Oblongtabletten
OHT	Ohrentropfen
PST	Paste
PFL	Pflaster
PFT	Pflaster transdermal
PIL	Pillen
PUD	Puder
RKA	Rektalkapseln
REK	Retardkapseln
RET	Retardtabletten
SAF	Saft
SSU	Säuglings-Suppositorien
SSA	Säuglings-Saft
SKS	Schulkinder-Suppositorien
SIR	Sirup
SPR	Spray
SUT	Sublingualtabletten
SUS	Suspension
TAB	Tabletten
TEI	Tropfen zum Einnehmen
TMR	Tabletten magensaftresistent
TRA	Trinkampullen
TRO	Tropfen
TSA	Trockensaft
UTA	Überzogene Tabletten
VCR	Vaginalcreme
VKA	Vaginalkapseln
VSU	Vaginalsupposorien
WKA	Weichkapseln
WUN	Wundsalbe
ZKA	Zerbeißkapseln

7 Medizinische Terminologie

7.1 Grundsätzliches

Die medizinische Fachsprache ist – wie die pharmazeutische – historisch gewachsen und setzt sich aus verschiedenen Sprachelementen zusammen. Griechisch und Latein sind auch hier die wichtigsten Grundlagen. Die Fachbegriffe werden gewöhnlich aus den Elementen *Vorsilbe* (Präfix), *Wortstamm* und *Nachsilbe* (Suffix) gebildet.

Beispiel: Hyper – thyre – ose (Überfunktion der Schilddrüse)
Präfix Stamm Suffix

Diese drei Elemente können auf verschiedene Weise kombiniert werden:

Wortelemente	Beispiele
Mehrere Wortstämme	Myo-kard (Herzmuskel), Leuko-zyten (weiße Blutkörperchen)
Präfix und Wortstamm	Hyper-tonus (Hochdruck), Epi-dermis (oberste Hautschicht)
Mehrere Präfixe und/oder mehrere Wortstämme	Hypo-glyk-ämie (Zustand zu niedrigen Blutzuckerspiegels), Post-chole-zyst-ek-tomie-syn-drom (Krankheitsbild nach operativer Entfernung der Gallenblase)
Wortstamm und Suffix	Tonsill-itis (Mandelentzündung), Arteri-ole (kleines arterielles Blutgefäß)
Mehrere Wortstämme und/oder mehrere Suffixe	Pyelo-nephr-itis (Nierenbeckenentzündung), Vas-kul-ar-isa-tion (Durchwachsung mit Gefäßen)
Präfix(e), Wortstamm/-stämme, Suffix(e)	Endo-kard-itis (Entzündung der Herzinnenhaut); Inter-kost-al-neur-algie (Schmerzen der Zwischenrippennerven)

Nicht immer finden sich in zusammengesetzten Termini die einzelnen Bestandteile in ihrer ursprünglichen Form. So gibt es die Phänomene des Vokalschwundes, z. B. in Psychiatrie (eigentlich Psycheiatrie) oder in Nephrektomie (eigentlich Nephroektomie) und des Konsonantenschwundes, z. B. in Dilatation (eigentlich Dislatation) oder in Systole (eigentlich Synstole). Auch die Einfügung von sogenannten Kompositionsvokalen (meist -o-) wie in Hepatomegalie oder kanzerogen sind häufig. Unter Assimilation versteht man die Angleichung zweier aufeinanderfolgender Konsonanten, z. B. in Appendix (aus Adpendix) oder Kollaps (aus Con-laps).

Im Folgenden werden einige wichtige Präfixe, Suffixe und Wortstämme medizinisch-terminologischer Begriffe vorgestellt. Sie finden jedoch ebenso breite Anwendung in der pharmazeutischen Fachsprache.

7.2 Vorsilben (Präfixe)

Präfix	Bedeutung	Beispiele
a-, an-	Verneinung	Asystolie – Fehlende Kontraktion des Herzmuskels, Herzstillstand Anästhesie – (Schmerz-)Unempfindlichkeit
ab-	von … weg	Abstinenz – Enthaltung Abortiva – Abtreibungsmittel
ad-	an, heran, zu	Appendix – Anhang, Wurmfortsatz Adhäsion – Aneinanderhaften
an(a)-	1. hinauf 2. auseinander	Anabolismus – Aufbaustoffwechsel Analyse
ant(i)-	gegen	Antirheumatika – Mittel gegen rheumatische Erkrankungen Antidot – Gegenmittel
con-	zusammen	Kontraktion – Zusammenziehung Konjunktiva – Bindehaut des Auges
contra-	gegen	Kontraindikation – Gegenanzeige (Zustände, bei denen Arzneimittel nicht angewandt werden dürfen, im Gegensatz zu Indikation = Einsatzzweck eines Arzneimittels) kontralateral – auf der entgegengesetzten Seite
de-	von … weg	Desinfektion – Entkeimung Dehydratation – Entzug von Wasser aus Körpergeweben
dia-	1. durch	Diarrhö – Durchfall Diurese – Harnausscheidung
	2. auseinander	Diagnose – Erkennung von Krankheiten Diastole – Erschlaffung des Herzmuskels
di(s)-	auseinander	Dilatation – Erweiterung
dys-	von der Norm abweichend	Dysfunktion – Funktionsstörung Dyspepsie – Verdauungsstörung
e-, ek-, ex-	aus … heraus	Exitus – Tod Exophthalmus – hervortretender Augapfel
en-, em-	in … hinein	Embolie – Gefäßverstopfung
endo-	innerhalb	endogen – von innen kommend Endoprothese – Ersatz eines Körperorgans oder Organteils
ep(i)-	auf, darauf	Epidermis – Oberhaut
eu-	gut	eutroph – wohlernährt
hemi-	halb	Hemikranie – einseitiger Kopfschmerz
hyper-	über	Hypertonie – Bluthochdruck Hyperventilation – übermäßige Atemfrequenz

Präfix	Bedeutung	Beispiele
hypo-	unter	Hypoglykämie – Zustand zu niedrigen Blutzuckerspiegels Hypoxie – Sauerstoffmangel
in-	1. hinein	Intoxikation – Vergiftung Injektion – „Einspritzung"
	2. Verneinung	Inkompatibilität – Unverträglichkeit zweier Arzneimittel außerhalb des Körpers (in vitro) Insuffizienz – Schwäche
inter-	zwischen	Interkostalneuralgie – Schmerzen im Bereich der Zwischenrippennerven Interaktion – Wechselwirkung zweier Arzneistoffe im Körper (in vivo)
intra-	innerhalb, in ... hinein	intravenös – in die Vene Intrakutannaht – Naht innerhalb der Haut zur Vermeidung sichtbarer Stichkanäle
kata-	herab	Katabolismus – abbauender Stoffwechsel, Eiweißabbau Katarrh – Schleimhautentzündung der Atemwege
meta-	1. dazwischen, inmitten	Metakarpalfraktur – Bruch des Mittelhandknochens
	2. außerdem, hinterher	Metabolismus – Umwandlung eines Arzneistoffs im Körper
ob-	gegen	obsolet – veraltet Obstipation – Verstopfung
par(a)-	neben	Parästhesie – Missempfindung paraneoplastisch – mit einer Krebserkrankung einhergehend
per-	durch	Perforation – Durchbruch perkutan – durch die Haut
peri-	um ... herum	Perikard – Herzbeutel Peripherie – Umgebung
poly-	viel	Polyarthritis – Entzündung mehrerer Gelenke
post-	nach	postoperativ – nach der Operation posttraumatisch – nach Verletzung entstanden postprandial – nach dem Essen
prae-	vor	pränatal – vor der Geburt Prävention – Vorbeugung
pro-	vor, für	Prolaps – „Vorfall" innerer Organe Prostata – Vorsteherdrüse Prophylaxe – Vorbeugung
re-	zurück	Remission – Rückbildung von Krankheitserscheinungen reversibel – rückgängig zu machen
semi-	halb	semipermeabel – teildurchlässig

Präfix	Bedeutung	Beispiele
sub-	unter, unterhalb	subkutan – unter die Haut sublingual – unter die Zunge Substitution – Ersatz (lat. substituere – an die Stelle setzen)
super-	über, oberhalb	Supervision – Aufsicht
syn-	zusammen mit	synchron – gleichzeitig Syndrom – Komplex verschiedener Krankheitssymptome
trans-	hindurch, hinüber	Transplantation – Organverpflanzung Transfusion – Blutübertragung
ultra-	jenseits	Ultraschall – Schallwellen jenseits des menschlichen Hörbereichs

7.3 Nachsilben (Suffixe)

Präfix	Bedeutung	Beispiele
-ago, -igo	(krankhafte) Aktivität	Lumbago – „Hexenschuss" Vertigo – Schwindel
-bilis	Fähigkeit	Permeabilität – Durchlässigkeit inoperabel – nicht zu operieren
-gen	1. erzeugend, verursachend	pathogen – krank machend teratogen – Missbildungen hervorrufend
	2. erzeugt, entstanden aus	exogen – von außen verursacht
-ia, -ie	Symptom, Krankheit, Verfahren	Hämaturie – Ausscheidung von Blut im Urin Appendektomie – „Blinddarm"entfernung
-iasis	Krankheit	Cholelithiasis – Gallensteinleiden Helminthiasis – Wurmerkrankung
-io(n)	Vorgang, Tätigkeit	Sectio – Schnitt Sekretion – Absonderung
-ismus	Normabweichung, Vergiftung, Krankheit	Alkoholismus – Alkoholmissbrauch Strabismus – Schielen
-itis	Entzündung	Arthritis – Gelenkentzündung Appendizitis – Blinddarmentzündung
-om(a)	Schwellung, Geschwulst	Hämatom – Bluterguss Karzinom – Krebsgeschwulst
-or	Zustand	Tremor – Muskelzittern Dolor – Schmerz

Präfix	Bedeutung	Beispiele
-osis, -ose	pathologischer Zustand	Arthrose – degenerative Gelenkerkrankung Parodontose – Schwund von Zahnfleischgewebe
-phil	zu etwas neigend	Hämophilie – Blutungsneigung (Bluterkrankheit) lipophil – fettlöslich
-phob	etwas abwehrend	Klaustrophobie – Angst vor dem Aufenthalt in geschlossenen Räumen hydrophob – wasserabweisend
-(i)tas	Zustand	Adipositas – Fettleibigkeit Debilitas – Schwäche
-ur(a)	Merkmal, Ergebnis eines Vorgangs	Fraktur – Knochenbruch Ruptur – Riss
-zid	vernichtend	bakterizid – bakterientötend viruzid – virentötend Suizid – Selbstmord

ÜBUNG LÖSUNG S. 156

Bilden Sie Fachbegriffe, die das Gegenteil der folgenden Termini ausdrücken: hydrophil, Systole, Hypotonie, postoperativ, endogen, katabol, Dilatation, Analyse.

7.4 Anatomische Lagebezeichnungen

In der medizinischen Fachsprache gibt es bestimmte Lage- und Richtungsbezeichnungen aus der Anatomie, die lateinischen Ursprungs sind. Die wichtigsten sind in Tabelle und Abbildung zusammengestellt.

lateral	*zur Seite, von der Medianebene (Mittelachse) weg*
dorsal	*rückenwärts, hinten*
kranial	*kopfwärts (cranium – Schädel), entlang der Mittelachse nach oben*
sinister	*links (immer aus Sicht des Patienten)*
proximal	*zum Rumpf hin*
radial	*zur Speichenseite bzw. Daumenseite hin*
palmar	*zur Handinnenfläche (lat. palma) hin/gehörig*
tibial	*zur Schienbeinseite (mediale Seite des Unterschenkels) hin*
plantar	*zur Fußsohle hin/gehörig*
medial	*zur Medianebene (Mittelachse) hin*
ventral	*bauchwärts, vorn*
kaudal	*„schwanzwärts", auf das Steißbein (lat. cauda – Schwanz) zu, entlang der Mittelachse nach unten*
dexter	*rechts (immer aus Sicht des Patienten)*
distal	*vom Rumpf weg*
ulnar	*zur Ellenseite bzw. Kleinfingerseite hin*
dorsal	*zum Rücken z.B. der Hand hin/gehörig (lat. dorsum –Rücken)*
fibular	*zur Wadenbeinseite (Kleinzehenseite, laterale Seite des Unterschenkels) hin*
dorsal	*zum Fußrücken hin/gehörig*

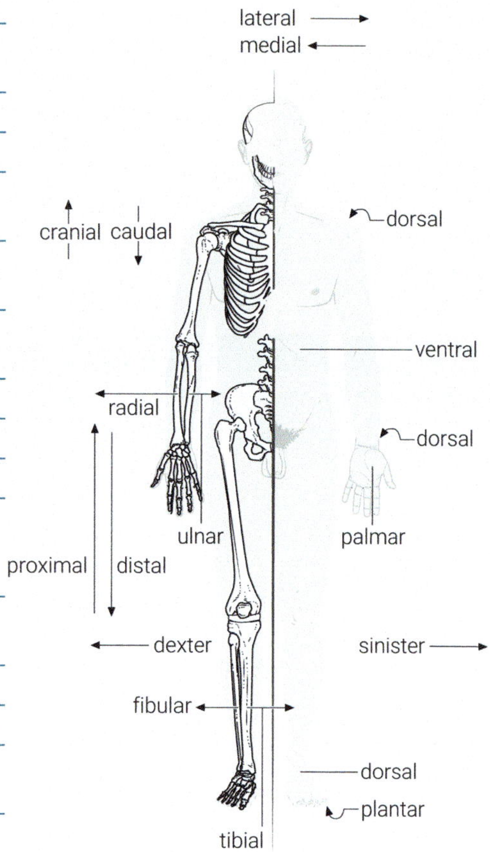

7.5 Relevante griechische Wortstämme – Übersicht

- aden(o) -	Drüse	- all(o) -	anders
- aemie	Blut	- alg(o) -	Schmerz
- aer(o)-	Luft (sauerstoff)	- andr(o) -	Mann
- aesthes -	Empfindung	- angi(o) -	Gefäß

- arthr(o) -	Gelenk
- auto -	selbst
- bio -	Leben
- chondr(o) -	Knorpel
- chol -	Galle
- chrom(ato) -	Farbe
- erg(o) -	Arbeit
- derm(ato) -	Haut
- enter(o) -	Darm
- enzephal(o) -	Gehirn
- erythr(o) -	rot
- gastr(o) -	Magen
- gen(ese) -	entstanden, Entstehung
- glyk(o) -	süß
- gyn(aeko) -	Frau
- haem(at)o -	Blut
- hepa(to) -	Leber
- hetero -	andersartig
- hist(o) -	Gewebe
- homo -	gleich
- homöo -	ähnlich
- hygr(o) -	feucht
- iater/-iatrie	Arzt/Heilkunde
- iso -	gleich
- kine -	Bewegung
- kard(io) -	Herz
- laryng(o) -	Kehlkopf
- leuk(o) -	weiß
- lip(o) -	Fett
- lith(o) -	Stein
- makr(o) -	groß
- mast(o) -	weibliche Brust
- melan(o) -	schwarz
- mikr(o) -	klein
- my(o) -	Muskel
- myk(o) -	Pilz
- nark -	Betäubung
- neo -	neu
- nephr(o) -	Niere
- neur(o) -	Nerven
- olig(o) -	wenig
- ophthalm(o) -	Auge
- orth(o) -	aufrecht, richtig
- ost(eo) -	Knochen
- ot(o) -	Ohr
- pan -	alles
- path(o) -	Leiden
- pharmak(o) -	Arzneimittel
- phyll -	Blatt
- physio -	Natur, Wuchs
- phyt(o) -	Pflanze
- pneumo -	Lunge
- poly -	viel
- psych(o) -	Seele
- pyr(o) -	Feuer/Fieber
- rhin(o) -	Nase
- skler(o) -	hart
- spasm(o) -	Krampf
- stase	Stillstand
- sten(o) -	eng, verengt
- stom(ato) -	Mund, Öffnung
- therm(o) -	warm
- thromb(o) -	Blutgerinnsel
- thyr(eo) -	Schilddrüse
- ton(o/ie) -	Druck
- tox(iko) -	Gift
- traum(a) -	Verletzung
- troph(o/ie) -	Ernährung
- ur(o/ie) -	Harn
- xanth(o) -	gelb
- xer(o) -	trocken
- zyan(o) -	blau
- zykl(o) -	Kreis
- zyst(o) -	(Harn-)Blase
- zyto(o) -	Zelle

7.6 Einige wichtige medizinische Termini

Im Folgenden werden einige wichtige Begriffe der medizinischen Terminologie in thematischer Gliederung vorgestellt. Im Vordergrund stehen dabei pathologische Zustände und Untersuchungsmethoden; die terminologischen Grundlagen in Anatomie und Physiologie erschließen sich durch die beigefügten Worterklärungen.

In jüngerer Zeit hat es sich vor allem in der Medizin (weniger in den Naturwissenschaften) eingebürgert, Fachbegriffe ungeachtet ihrer sprachlichen Herkunft im Deutschen so zu schreiben, wie sie ausgesprochen werden. Während beispielsweise in der Chemie meist noch Calcium geschrieben wird, verwenden Mediziner (so auch Pschyrembels Medizinisches Wörterbuch) die „eingedeutschte" Schreibweise Kalzium (z. B. in Hyperkalzämie). Entsprechend wird auch im Folgenden verfahren.

7.6.1 Zentrales Nervensystem (ZNS)

Meningitis	gr. meninx – Hirnhaut -itis – Entzündung	Hirnhautentzündung
Enzephalitis Frühsommer-meningo-enzephalitis (FSME)	gr. enkephalos – Gehirn	Gehirnentzündung Durch Zeckenbiss übertragbare, virale Gehirn(haut)-Entzündung
Commotio (cerebri)	lat. commotio – Erschütterung lat. cerebrum – Gehirn	Gehirnerschütterung
Zerebralsklerose	gr. skleros – hart	Durchblutungsstörung des Gehirns
Zephalgie	gr. kephale – Kopf gr. algos – Schmerz	Kopfschmerz
Hemikranie	gr. hemi – halb gr. kranion – Schädel	halbseitiger Kopfschmerz, Migräne
Poliomyelitis	gr. polios – grau gr. myelos – Mark	Entzündung der grauen Rückenmarkssubstanz
Apoplex(ie)	gr. apoplessein – niederschlagen	Schlaganfall
Epilepsie	gr. epilepsia – „Fallsucht"	anfallsartig auftretende Funktionsstörung des Gehirns
Multiple Sklerose (MS)	lat. multi – viel gr. skleros – hart	Erkrankung des ZNS, charakterisiert durch zahlreiche Defekte an den Markscheiden der Nerven
Elektroenzephalogramm (EEG)	gr. graphein – schreiben	Untersuchungsmethode mit Aufzeichnung elektrischer Hirnströme
Liquor cerebrospinalis	lat. liquor – Flüssigkeit lat. spina – Dorn, Rückgrat	Gehirn-Rückenmark-Flüssigkeit
Hemiplegie	gr. plege – Schlag	Lähmung einer Körperseite
Tetraplegie	gr. tettares – vier	Lähmung aller vier Gliedmaßen
Synkope	gr. synkoptein – zusammenschlagen	kurzzeitiger Bewusstseinsverlust

Lumbago	lat. lumbus – Lende	von der Lendenwirbelsäule(LWS) ausgehender, schmerzhafter Zustand („Hexenschuss")
Psychose	gr. psyche – Seele ose – krankhafter Zustand	Geisteskrankheit
Psychosomatik	gr. soma – Körper	Einfluss des Seelischen auf die Organfunktionen
Depression	lat. deprimere – niederdrücken	Niedergeschlagenheit
Schizophrenie	gr. schizein – spalten gr. phren – Geist, Gemüt	„Spaltungsirresein"; Neben- und Miteinander von gesunden und krankhaften Verhaltensweisen
Manie	gr. mania – Raserei, Wahnsinn	psychotischer Zustand mit Antriebssteigerung und gehobener Stimmungslage
Demenz	lat. demens – unvernünftig	Verblödung, geistiger Verfall
Delirium	lat. delirare – verrückt sein	Bewusstseinstrübung mit Wahnvorstellungen, Unruhe, Halluzinationen
Somnolenz	lat. somnus – Schlaf	Schläfrigkeit
Vigilanz	lat. vigilantia – Wachsamkeit	Wachheit, Aufmerksamkeit (vgl. Pharmakovigilanz als Bezeichnung für Aktivitäten, die sich mit der Aufdeckung, Bewertung, dem Verstehen und der Prävention von Nebenwirkungen oder von anderen Arzneimittel-bezogenen Problemen befassen)
Koma	gr. koma – fester Schlaf	Zustand tiefer Bewusstlosigkeit
Hypochondrie	gr. hypochondria – Gegend unter den Rippen, nach antiker Vorstellung Sitz der Seele	Krankheitseinbildung
Hysterie	gr. hystera – Gebärmutter, deren krankhafte Veränderung in der Antike als hysterieauslösend galt	demonstrativ theatralisches Verhalten
Klaustrophobie	lat. claustrum – Verschluss, Käfig	Angst vor/in engen Räumen gr. phobein – fürchten
Agoraphobie	gr. agora – Marktplatz	Furcht vor großen Plätzen und/oder Menschenansammlungen („Platzangst")

7.6.2 Vegetatives Nervensystem

Polyneuropathie	gr. polys – viel gr. neuron – Nerv gr. pathos – Leiden	Erkrankung mehrerer peripherer Nerven
Neuralgie	gr. algos – Schmerz	Nervenschmerz(en)
Vegetative Dystonie	gr. dys – Normabweichung gr. tonos – Anspannung	nervös bedingte Kreislauflabilität
Tetanie	gr. tetanos – Spannung	neuromuskuläre Übererregbarkeit, Wundstarrkrampf

7.6.3 Herz/Kreislauf/Blut

Arteriosklerose	gr. arteria – Schlagader gr. skleros – hart	Durchblutungsstörung, „Arterienverkalkung"
Hypertonie	lat. tonus – Druck	Bluthochdruck
RR	nach dem italienischen Kinderarzt S. Riva-Rocci (Erfinder des Messprinzips)	Symbol für Blutdruck
Herzinsuffizienz	lat. insufficere – nicht genügen	Herzmuskelschwäche
Ischämie	gr. ischein – zurückhalten gr. haima – Blut	Mangeldurchblutung
Angina pectoris	lat. angina – Enge lat. pectus – Brust	Beklemmungsgefühl des Brustkorbs infolge einer Sauerstoffmangelversorgung des Herzmuskels
Myokardinfarkt (MI)	gr. mys – Maus (▸ Muskel) gr. kardia – Herz lat. infarcire – verstopfen	Absterben von Herzmuskelgewebe mangels Blutzufuhr
Arterielle Verschlusskrankheit (AVK)		Minderdurchblutung infolge verengter Arterien
Koronare Herzkrankheit (KHK)	lat. corona – Kranz	Minderdurchblutung der Herzkranzgefäße
Claudicatio intermittens		„Intermittierendes" Hinken bei chronischer AVK der Beinarterien
Tachykardie	gr. tachys – schnell gr. kardia – Herz	Herzrasen (Frequenz über 100 Schläge/min)
Bradykardie	gr. bradys – langsam	verlangsamter Herzschlag (Frequenz unter 60/min)
Arrhythmie	gr. a- (Verneinung) gr. rhythmos – Rhythmus	unregelmäßiger Herzschlag

Diastole	gr. dia – auseinander gr. stellein – ziehen	Erschlaffung des Herzmuskels
Systole	gr. syn – zusammen	Kontraktion des Herzmuskels
Extrasystole	lat. extra – außerhalb	außerhalb des regulären Rhythmus auftretende Herzschläge
Supraventrikuläre Extrasystole	lat. supra – oberhalb	Extrasystole ausgehend vom Herzvorhof
Ventrikuläre Extrasystole	lat. ventriculus – Kammer	Extrasystole ausgehend von der Herzkammer
AV-Block	Abk. AV – atrioventrikulär lat. atrium – Hof	Blockierung der Reizleitung im Herzen zwischen Vorhof und Kammer
Endokarditis	gr. endo – innen	Entzündung der Herzinnenhaut
Hyperventilation	gr. hyper – über lat. ventilare – lüften	übermäßige Steigerung der Atmung
Aneurysma	gr. aneurysma – Erweiterung	Ausweitung einer arteriellen Gefäßwand
Anämie	gr. an (Verneinung) gr. haima – Blut	„Blutarmut", Eisenmangel
Hyperämisierung		verstärkte Durchblutung
Varikose	lat. varix – Krampfader	ausgedehnte Krampfaderbildung
Thrombose	gr. thrombos – dicker Tropfen, Klumpen	Blutpfropfbildung
Embolie	gr. embolos – Keil, Pfropf gr. ballein – werfen	Gefäßverschluss z. B. durch verschleppte Blutgerinnsel
Leukämie	gr. leukos – weiß gr. haima – Blut	bösartige Erkrankung der weißen Blutzellen
Leuko(zyto)penie	gr. penia – Armut	Verminderung der Zahl weißer Blutkörperchen
Erythropoese	gr. erythros – rot gr. poein – machen	Prozess der Bildung roter Blutkörperchen
Hämophilie	gr. philia – Neigung	„Bluterkrankheit" (Mangel an Gerinnungsfaktoren)
Sepsis, Septikämie	lat. sepsis – Fäulnis	„Blutvergiftung" durch in die Blutbahn eingeschwemmte Keime
Elektrokardiogramm (EKG)	gr. kardia – Herz gr. graphein – schreiben	Aufzeichnung der elektrischen Ströme der Herzaktivität
Echokardiogramm		Ultraschalluntersuchung des Herzens
Phlebographie	gr. phlebs – Vene gr. graphein – schreiben	röntgenologische Darstellung der Venen
Koronarangiographie	lat. corona – Kranz gr. angeion – (Blut-)Gefäß	kontrastmittelunterstützte Röntgenuntersuchung der Herzkranzgefäße

7.6.4 Bewegungs- und Stützapparat

Orthopädie	gr. orthos – richtig gr. paideia – Erziehung	Lehre von Entstehung und Behandlung von Störungen des Bewegungsapparates
Fraktur	lat. fractura – Zerbrechen	(Knochen-)Bruch
Radiusfraktur	lat. radius – Speiche	Bruch des Speichenknochens
Tibiafraktur	lat. tibia – Schienbein	Bruch des Schienbeins
Femurschaftfraktur	lat. femur – Oberschenkel	„Oberschenkelhalsbruch"
Chronische Polyarthritis	gr. chronos – Zeit gr. polys – viel gr. arthron – Gelenk	langsam sich entwickelnde Entzündung mehrerer Gelenke
Rheumatoide Arthritis	gr. rheuma – Fluss gr. arthron – Gelenk	zum rheumatischen Formenkreis gehörende Gelenkentzündung
Polymyalgia rheumatica	gr. mys – Maus, Muskel	zum rheumatischen Formenkreis gehörende Muskelschmerzen
Gonarthrose	gr. gony – Knie gr. arthron – Gelenk	degenerative Erkrankung des Kniegelenks
Koxarthrose	lat. coxa – Hüfte	degenerative Erkrankung des Hüftgelenks
Totale Endoprothese (TEP)	gr. prothesis – Vorsatz	Ersatzstück aus Fremdmaterial (z. B. „künstliches Hüftgelenk")
Luxation	lat. luxare – verrenken	Verrenkung (z.B. des Hüftgelenks)
Spondylose	gr. spondylos – Wirbel	Erkrankung der Wirbelsäule
Skoliose	gr. skolios – krumm	Verkrümmung der Wirbelsäule zur Seite
Tendopathie	gr. tenon – Sehne	Sehnenerkrankung
Osteoporose	gr. osteon – Knochen gr. poros – Loch	Verminderung des Knochengewebes
Osteoblast		knochenaufbauende Zelle
Osteoklast		knochenabbauende Zelle
Osteomyelitis	gr. myelon – Mark	Knochenmarkentzündung
Myositis	gr. mys – Maus, Muskel	Muskelentzündung
Bursitis	lat. bursa – Beutel	Schleimbeutelentzündung
Epikondylitis	gr. kondylos – Gelenkkopf	„Tennis-Ellbogen"
Chondrodystrophie	gr. chondros – Knorpel gr. trophe – Ernährung	Störung der Knorpelbildung
Diskushernie	gr. diskos – Scheibe lat. hernia – Bruch	Bandscheibenvorfall
Fibrose	lat. fibra – Faser	Ersatz funktionstüchtigen Gewebes durch faserreiches Bindegewebe
Arthroskopie	gr. arthron – Gelenk gr. skopein – betrachten	Gelenkspiegelung

7.6.5 Stoffwechsel

Allergie	gr. allos – anders gr. ergon – Wirkung	Durch Antikörperbildung krankhaft veränderte Körperreaktion
Endokrinologie	gr. krinein – scheiden	Lehre von den Drüsen mit Hormonsekretion ins Körperinnere
Hormone	gr. horman – antreiben	informationsübertragende Substanzen des Organismus
Diabetes mellitus	gr. diabainein – hindurchgehen lat. mellitus – honigsüß	Zuckerkrankheit; „Zuckerharnruhr"
Diabetes insipidus	lat. insapere – nicht süß schmecken	„Wasserharnruhr", extreme Urinausscheidung
Hyperthyreose	gr. thyreos – Schild	Überfunktion der Schilddrüse
Hyperprolaktinämie	gr. haima – Blut	erhöhte Menge des Hormons Prolaktin im Blut
Ödem	gr. oidema – Schwellung	Flüssigkeitsansammlung
Exophthalmus	gr. ophthalmos – Auge	Hervortreten des Augapfels infolge Schilddrüsenüberfunktion
Euthyreote Struma	gr. eu – gut lat. struma – Drüsenschwellung	Kropf mit normaler Schilddrüsenfunktion
Akromegalie	gr. akros – Spitze gr. megas – groß	Hormonstörung mit Vergrößerung der Körperenden (Hände, Füße etc.)

7.6.6 Haut und Weichteile

Adipositas	lat. adeps – Fett	Fettsucht
Aphthe	gr. aphtha – Mundausschlag	entzündliche, schmerzhafte Schleimhautveränderung im Mund
Dermatologie	gr. derma – Haut	Lehre von der Haut und den Hautkrankheiten
Epidermis	gr. epi – auf	Oberhaut
Erythem	gr. erythros – rot	entzündliche Rötung der Haut
Exanthem	gr. exanthein – aufblühen	Ausschlag
Ekzem	gr. ekzein – aufkochen	vielgestaltige, juckende, entzündliche Veränderung der Oberhaut
Erysipel	gr. erythros – rot lat. pellis – Haut	„Wundrose", Entzündung infolge Bakterieneintritts durch Hautverletzungen
Pyodermie	gr. pyon – Eiter	eitriger Hautausschlag

Phlegmone	gr. phlegma – Brand	eitrige Entzündung in Unterhaut, Muskeln, Bindegewebe
Pruritus	lat. prurire – jucken	Hautjucken
Urtikaria	lat. urtica – Brennnessel	juckende, meist mit Quaddelbildung einhergehende Hautveränderung, „Nesselsucht"
Psoriasis	gr. psora – Krätze, Flechte	„Schuppenflechte"
Neurodermitis = „Atopisches Ekzem"	gr. atopos – nicht an einen Ort gebunden	juckende, immunologisch bedingte Hautkrankheit
Intertrigo	lat. interterere – „dazwischen reiben"	„Wolf", Wundsein in Hautfalten des Körpers
Dekubitus	lat. decumbere – sich niederlegen	Druckgeschwür, „Wundliegen"
Dermatomykose	gr. mykes – Pilz	Pilzinfektion der Haut
Interdigitalmykose	lat. digitus – Finger	Pilzinfektion zwischen den Fingern/Zehen
Komedo	lat. comedere – mitessen	„Mitesser"
Furunkel	lat. furunculus – kleiner Dieb	eitrige Entzündung eines Haarbalges
Karbunkel	lat. carbunculus – fressendes Geschwür	Gruppe mehrerer, beieinander stehender Furunkel
Verruca		Warze
Gangrän	gr. gangraina – fressendes Geschwür	„Brand", verfärbtes, zersetztes, abgestorbenes Gewebe
Nekrose	gr. nekros – tot	örtlicher Gewebstod
Ulcus cruris	lat. ulcus – Geschwür lat. crus – Unterschenkel	Unterschenkelgeschwür, „offenes Bein"
Hyperhidrosis	gr. hidros – Schweiß	vermehrte Schweißabsonderung
Stomatitis	gr. stoma – Mund, Öffnung	Entzündung der Mundschleimhaut
Zyste	gr. kystis – Blase	Abgeschlossener Hohlraum im Gewebe
Alopezie	lat. alopecia	Haarlosigkeit

7.6.7 Augen

Visus		Sehvermögen, Sehen
Strabismus	gr. strabizein – schielen	Schielen
Nystagmus	gr. nystazein – nicken	Zuckungen des Augapfels, „Augenzittern"
Konjunktivitis	lat. conjunctiva – Bindehaut	Bindehautentzündung
Keratokonjunktivitis sicca	gr. keras – Horn lat. siccus – trocken	Syndrom des „trockenen Auges", Entzündung von Horn- und Bindehaut durch einen Mangel an Tränenflüssigkeit
Xerophthalmie	gr. xeros – trocken	Augentrockenheit

Miosis	gr. meioun – verkleinern	Engstellung der Pupille
Mydriasis		Weitstellung der Pupille
Myopie	gr. myops – kurzsichtig	Kurzsichtigkeit
Katarakt	gr. katarrhaktes – Wasserfall	Linsentrübung, „grauer Star“
Makuladegeneration	lat. macula – Fleck	Sichttrübung an der Stelle schärfsten Sehens
Glaukom	gr. glaukos – graublau	erhöhter Augeninnendruck, „grüner Star“
Retinopathie	lat. rete – Netz gr. pathos – Leiden	Erkrankung der Netzhaut, des „Augenhintergrundes“
Ablatio retinae	lat. ablatio – Ablösung	Netzhautablösung

7.6.8 Hals-, Nasen-, Ohrenregion

Angina tonsillaris	lat. angina – Enge lat. tonsilla – Rachenmandel	Mandelentzündung
Rhinitis	gr. rhis – Nase	Schnupfen
Tonsillektomie	gr. ektemnein – herausschneiden	operative Entfernung der Rachenmandeln
Pharyngitis	gr. pharynx – Schlund	Entzündung der Rachenschleimhaut
Sinusitis	lat. sinus – Höhle	Entzündung der Stirn- oder Nasennebenhöhlen
Septumdeviation	lat. septum – Scheidewand lat. deviare – abweichen	Verkrümmung der Nasenscheidewand
Epistaxis	gr. epistazein – dauernd tropfen	Nasenbluten
Tinnitus	lat. tinnire – klingeln	Ohrgeräusch
Zerumen	lat. cera – Wachs	Ohrenschmalz
Otitis media	gr. us, Gen. otos – Ohr	Mittelohrentzündung
Laryngoskopie	gr. larynx – Kehlkopf	Kehlkopfspiegelung

7.6.9 Lungen und Bronchialsystem

Bronchitis	gr. bronchos – Luftröhre	Entzündung der Luftröhrenhauptäste
Pneumonie	gr. pneumon – Lunge	Lungenentzündung
Dyspnoe	gr. pnoe – Atem	Luftnot
Pleuritis	gr. pleura – Brustfell	Brustfellentzündung
Pneumothorax	gr. thorax – Brust	Luft im Pleuraraum

Respiratorische Insuffizienz	lat. respirare – atmen	Unfähigkeit zu atmen
Tracheotomie	lat. trachea – Luftröhre gr. tome – Schnitt	Luftröhrenschnitt
Asthma bronchiale	gr. asthma – Atemnot, Keuchen	anfallsartig auftretende Atemnot mit allergischer oder entzündlicher Ursache
Chronisch obstruktive Lungenerkrankung (COPD)	lat. obstruere – verschließen	Erkrankung mit eingeschränkter Luftzufuhr durch Verengung der Bronchien
Apnoe	gr. pnoe – Atmung	Atemstillstand
Mukoviszidose (zystische Fibrose)	lat. mucus – Schleim lat. viscosus – zähflüssig lat. fibra – Faser	Stoffwechselanomalie mit ungewöhnlich zähflüssiger Schleimsekretion u. a. in den Atemwegen
Pertussis	lat. tussis – Husten	Keuchhusten
Lungenemphysem	gr. emphysema – Aufblähung	Aufblähung des Lungengewebes
Aspiration	lat. aspirare – ansaugen	1. Einatmen (eines Fremdkörpers) 2. Diagnostisches Absaugen
Sputum	lat. sputare – ausspeien	Auswurf

7.6.10 Magen-Darm-Trakt

Refluxösophagitis	gr. oiso – ich werde bringen gr. phagema – Essen, Speise	durch aufsteigenden Magensaft ausgelöste Entzündung der Speiseröhre
Dyspepsie	gr. pepsis – Verdauung	Verdauungsstörung
Vomitus (lat.) = Emesis (gr.)		Erbrechen
Gastritis	gr. gaster – Magen	Magenschleimhautentzündung
gastrointestinal	lat. intestinum – Darm	Magen und Darm betreffend
Ulcus ventriculi	lat. ulcus – Geschwür lat. ventriculus – kleiner Bauch (Magen)	Magengeschwür
Ulcus duodeni	lat. duodenum – das Zwölffache	Geschwür des Zwölffingerdarms
Gastroparese	gr. paresis – Erschlaffung	Muskelschwäche des Magens, Magenentleerungsstörung
Gastroenteritis	gr. enteron – Dünndarm	Schleimhautentzündung von Magen und Dünndarm
Jejunum	lat. ieiunus – nüchtern, hungrig	„Leerdarm" (oberer Teil des Dünndarms)

Ileum	lat. ile – Unterleib	„Krummdarm“ (unterer Teil des Dünndarms)
Duodenojejunostomie	gr. stoma – Mund, Öffnung	Operative Verbindung zwischen Zwölffingerdarm und Leerdarm
Kolitis	gr. kolon – Dickdarm	Entzündung des Dickdarms
Ileus	gr. eilein – drehen, winden	Darmverschluss
Appendizitis	lat. appendix vermiformis – Wurmfortsatz des Blinddarms	Blinddarmentzündung
Peritonitis	gr. peritonaion – das Herumgespannte	Bauchfellentzündung
Pankreasinsuffizienz	gr. kreas – Fleisch	mangelnde Funktion der Bauchspeicheldrüse
Obstipation	lat. stipare – stopfen	Verstopfung
Diarrhö	gr. rhein – fließen	Durchfall
Zöliakie	gr. koilia – Bauchhöhle	Dünndarmerkrankung infolge einer Gluten-Unverträglichkeit
Meteorismus	gr. meteoros – in der Luft befindlich	Blähungen
Akutes Abdomen	lat. acutus – spitz lat. abdomen – Bauch	plötzlich einsetzende, heftige Unterleibsbeschwerden
Kolik	gr. kolikos	krampfartige Schmerzen glattmuskulärer Hohlorgane (Darm, Gallenblase, Nieren)
Hämorrhoiden	gr. haima – Blut	knotenförmige Blutgefäßerweiterungen im Analbereich
Anus praeter = (Entero)stoma	lat. anus – Ring, After lat. praeternaturalis – unnatürlich gr. stoma – Öffnung, Mund	künstlicher Darmausgang
Hernie	lat. hernia – Bruch	(Leisten-)Bruch
Rektoskopie	lat. rectum – Enddarm	Spiegeluntersuchung des Enddarms
Laparoskopie	gr. lapare – die Weichen	Spiegelung der Bauchhöhle
Abdominalsonographie	lat. sonus – Ton	Ultraschalluntersuchung des Bauchraums

7.6.11 Leber/Gallenblase

Hepatomegalie	gr. megas – groß	Vergrößerung der Leber
Hepatitis	gr. hepar – Leber	Entzündung der Leber
Zirrhose	gr. kirros – gelb	zu Verhärtung führende Gewebeumwandlung
Ikterus	gr. ikteros – Gelbsucht	Gelbfärbung von Haut und Geweben durch Gallenbestandteile im Blut
Cholestase	gr. chole – Galle gr. stasis – Stillstand	Gallenstauung
Cholelithiasis	gr. lithos – Stein	Gallensteinleiden
Cholelithotripsie	gr. tribein – zerreiben	Gallensteinzertrümmerung
Cholezystektomie	gr. kystis – Blase	operative Entfernung der Gallenblase
Cholangitis	gr. angeion – Gefäß	Entzündung der Gallengänge
Bilirubin	lat. bilis – Galle lat. ruber – rot	Gallenfarbstoff, Abbauprodukt des Hämoglobins
Aszites	gr. askites – Bauchwassersucht	Ansammlung von Flüssigkeit in der Bauchhöhle

7.6.12 Nieren und Harnwege

Nephropathie	gr. nephros – Niere	Nierenerkrankung
(Hämo-)Dialyse	gr. dialysis – Auflösung	„Blutwäsche" durch „künstliche Nieren"
Glomerulonephritis	lat. glomerulus – kleiner Knäuel	entzündliche Erkrankung der Nierenkörperchen
Pyel(onephr)itis	gr. pyelos – Trog, Becken	Nierenbeckenentzündung
Ureter	gr. terein – enthalten	Harnleiter (zwischen Nierenbecken und Harnblase)
Urethra		Harnröhre (zur Harnableitung aus der Blase)
Zystitis	gr. kystis – Blase	Blasenentzündung
Diurese	gr. ouron – Harn	Harnausscheidung
Enuresis nocturna	lat. nox – Nacht	Bettnässen
Oligurie	gr. oligos – wenig	verminderte Harnausscheidung
Pollakisurie	gr. pollakis – oft	häufiges Wasserlassen
Hämaturie		Blutausscheidung im Harn
Benigne Prostatahyperplasie (BPH)	gr. prostates – Vorsteher	gutartige Vergrößerung der Vorsteherdrüse
Suprapubische Blasenpunktion	lat. os pubis – Schambein	Harnableitung mittels oberhalb des Schambeins eingeführten Katheters

7.6.13 Genitalorgane

Erektile Dysfunktion	lat. erigere – aufrichten	männliche Potenzstörung
Pubertas (praecox)	lat. praecox – vorzeitig	(vorzeitig einsetzende) Zeit der Geschlechtsreife
Gonorrhö	gr. gonos = gone – Samen	„Tripper"
Syphilis (Lues)	nach dem in einem Gedicht des 16. Jhdts. besungenen Hirten Syphilus; lat. lues – Seuche	„Harter Schanker"
Ulcus molle	lat. mollis – weich	„Weicher Schanker"
Balanitis	gr. balanos – Eichel	Entzündung von Eichel und Vorhaut des Penis
Phimose	gr. phimoein – knebeln	Vorhautverengung
Zirkumzision	lat. circumcidere – beschneiden	Beschneidung
Priapismus	mythol. Priapos – Sohn des Dyonysos und der Aphrodite	Dauererektion
Testes	lat. testis – Zeuge	Hoden
Orchitis	gr. orchis – Hoden	Hodenentzündung
Skrotum		Hodensack
Epididymitis	gr. didymoi – Hoden	Nebenhodenentzündung

7.6.14 Frauenheilkunde und Geburtshilfe

Gynäkologie	gr. gyne – Frau	Frauenheilkunde
Obstetrik	lat. obstetrix – Hebamme	Geburtshilfe
Uterus		Gebärmutter
Menstruation	lat. mensis – Monat	Monatsblutung
Dysmenorrhoe		gestörte (schmerzhafte) Monatsblutung
Menarche	gr. men – Monat gr. arche – Anfang	erste Monatsblutung
Menopause		Zeitpunkt der letzten Menstruation
Ovulation	lat. ovum – Ei	Eisprung
Endometriose	gr. metra – Gebärmutter	außerhalb des normalen Bereichs lokalisierte Gebärmutterschleimhaut
Vaginitis = Kolpitis	lat. vagina – Scheide gr. kolpos – Bucht, Mutterschoß	Scheiden(haut)entzündung

Salpingitis	gr. salpinx – Eileiter	Eileiterentzündung
Gravidität	lat. gravis – schwer	Schwangerschaft
Hyperemesis gravidarum	gr. emein – brechen lat. gravida – die Schwangere	Schwangerschaftserbrechen
Gestose	lat. gestare – tragen	während der Schwangerschaft auftretender Krankheitszustand
Eklampsie	gr. eklampein – aufleuchten	blitzartig auftretende Krämpfe während der Schwangerschaft
Sectio (caesarea)	lat. sectio – Schnitt lat. caedere - heraushauen, aufschneiden	Schnittentbindung („Kaiserschnitt")
Abort(us)	lat. aboriri – abgehen	Fehlgeburt
post partum	lat. partus – Geburt	nach der Geburt
Nullipara	lat. parere – gebären	Frau, die noch kein Kind geboren hat
Primapara		Erstgebärende
Neonatologie	lat. natus – geboren	Ärztliche Disziplin zur Behandlung Früh- und Neugeborener
Kontrazeption	lat. concipere – aufnehmen	Empfängnisverhütung
Intrauterinpessar (IUP)	gr. pessos – Stein im Brett-spiel	in die Gebärmutter einzulegender empfäng-nisverhütender Körper
Klimakterium	lat. klimakter – Leitersprosse	„Wechseljahre"
Hysterektomie	gr. hystera – Gebärmutter gr. ektemnein – heraus-schneiden	Entfernung der Gebärmutter
Mammakarzinom	lat. mamma – Brustdrüse	Brustkrebs
Mastitis	gr. mastos – Brust	Brustdrüsenentzündung
Mammographie		röntgenologische Untersuchung der weibli-chen Brust
Kardiotokographie (CTG)	gr. tokos – Geburt	apparative Aufzeichnung der fötalen Herz-schlagfrequenz sowie der Wehentätigkeit
Amniozentese	gr. amnion – Embryonalhülle gr. kentein – stechen	Fruchtwasserentnahme

7.6.15 Geschwulstkrankheiten

Onkologie	gr. onkos – Geschwulst	Lehre von den Geschwulstkrankheiten
Hyperplasie	gr. plattein – bilden	Gewebeneubildung
Karzinom (CA)	gr. karkinos – Krebs	bösartige epitheliale Geschwulst
Neoplasma (NPL)	gr. plasma – Gebilde	Gewebeneubildung, Tumor
Malignes Melanom	lat. malignus – bösartig gr. melas – schwarz	„Schwarzer Hautkrebs"
Lipom	gr. lipos – fett	gutartige Fettgeschwulst
Hämangiom	gr. haima – Blut gr. angeion – Gefäß	gutartige Blutgefäßgeschwulst; „Feuermal"
Adenom	gr. aden – Drüse	drüsenartige Geschwulst
Sarkom	gr. sarx – Fleisch, Weichteile	Aus dem Bindegewebe hervorgehende bösartige Geschwulst
Metastasen	gr. meta – (u.a.) außerdem	räumlich getrennte Sekundärgeschwülste
CINV		Chemotherapy-induced nausea (Übelkeit) and vomiting (Erbrechen)

7.6.16 Infektiologie

Exposition	lat. exponere – aussetzen	Kontakt („Ausgesetztsein") mit Krankheitserregern
Epidemie	gr. epi – über gr. demos – Volk	stark gehäuftes, aber örtlich und zeitlich begrenztes Auftreten einer (Infektions-)Krankheit
Endemie	gr. endon – innen	zeitlich unbegrenztes, örtlich begrenztes, gehäuftes Auftreten einer (Infektions-) Krankheit
Pandemie	gr. pan – ganz	länderübergreifende, globale Verbreitung einer (Infektions-)Krankheit
Eradikation	lat. radix – Wurzel	vollständige Eliminierung eines Erregers aus dem Körper oder einer Population
Inkubationszeit	lat. incubare – brüten	Zeit zwischen Infektion und dem Auftreten erster Symptome
Morbidität	lat. morbus – Krankheit	Erkrankungshäufigkeit (z.B. Kranke pro 100.000 Einwohner in einem bestimmten Zeitraum)
Mortalität	lat. mors – Tod	Sterblichkeit (Zahl der krankheitsbedingten Todesfälle in einem bestimmten Zeitraum in einer bestimmten Population)

Letalität	lat. letalis – tödlich	„Tödlichkeit" (Zahl der Todesfälle im Verhältnis zur Zahl der Erkrankten)
Inzidenz	lat. incidere – vorfallen	Zahl der Neuerkrankungen in einem bestimmten Zeitraum
Prävalenz	lat. praevalere – stark sein	Zahl der Erkrankten an einem bestimmten Stichtag oder in einem bestimmten Zeitraum
Virulenz	lat. virus – Gift	Maß für die Stärke der krankmachenden Eigenschaften („Giftigkeit") eines Erregers
Vakzination	lat. vacca – Kuh	Impfung, aktive Immunisierung
Serokonversion	lat. convertere – umwenden	Auftreten spezifischer Antikörper gegen einen Krankheitserreger im Blut (Serum)
Quarantäne	italien. quaranta – vierzig	Zeitlich befristete (historisch: 40 Tage dauernde) Isolierung von Patienten, die im Verdacht stehen, an einer Infektionskrankheit zu leiden
Nosokomialinfektion	gr. nosokomeion – Krankenlager	Im Krankenhaus erworbene Infektion

ÜBERSETZUNGSÜBUNG LÖSUNG S. 156

Diabetische Polyneuropathie, Apnoe, Keratitis, Enterokolitis, Tracheostoma, Bronchoskopie, Hypothyreose, Appendektomie, Pankreatitis, Peritonealdialyse, Hyperbilirubinämie, Nephrolithiasis, Anurie, Extrauteringravidität, Amenorrhoe, Menopause, Gestationsdiabetes, Uteruskarzinom, Myom, Prämenstruelles Syndrom, subdurales Hämatom.

8 Bezeichnungen für Arzneimittelgruppen

Adsorbentia	Mittel, die gasförmige oder gelöste Stoffe an ihre Oberfläche zu binden vermögen
Adstringentia	„Zusammenziehende" Mittel zur Festigung und Abdichtung der Haut und Schleimhaut
Amara	Bittermittel zur Anregung der Verdauung
Anabolika	Den Eiweißaufbau (und damit die Muskelmasse) fördernde Mittel
Analeptika	Mittel mit zentral erregender Wirkung
Analgetika	Schmerzmittel
Anästhetika	Mittel, die die Schmerzempfindung ausschalten
Antazida	Mittel zur Neutralisierung von Magensäure
Antiemetika	Mittel gegen Brechreiz und Erbrechen
Anthelminthika	Mittel gegen Eingeweidewürmer
Antiallergika	Mittel gegen Überempfindlichkeitsreaktionen (Allergien)
Antiadiposita	Mittel gegen Fettsucht
Antianämika	Mittel gegen „Blutarmut"
Antiarrhythmika	Mittel gegen unregelmäßige Herztätigkeit
Antiasthmatika	Mittel gegen Bronchialasthma
Antibiotika	Mittel gegen krankheitserregende Mikroorganismen
Antidementiva	Mittel gegen geistige Verwirrung
Antidepressiva	Mittel gegen Verstimmungen
Antidiabetika	Mittel gegen Zuckerkrankheit
Antidiarrhoika	Mittel gegen Durchfall
Antidota	Gegenmittel bei Vergiftungen
Antidysmenorrhoika	Mittel gegen Menstruationsbeschwerden
Antiepileptika	Mittel gegen epileptische Anfälle
Antiglaukomatosa	Mittel gegen „Grünen Star" (Glaukom, erhöhten Augeninnendruck)
Antihämorrhoidalia	Mittel gegen Hämorrhoiden
Antihidrotika	Mittel zur Hemmung übermäßigen Schwitzens
Antihistaminika	Mittel gegen Histamin-vermittelte allergische Symptome
Antihypertonika	Blutdrucksenkende Mittel
Antihypotonika	Blutdrucksteigernde Mittel
Antikoagulantia	Blutgerinnungshemmende Mittel
Antikonvulsiva	Mittel gegen zentrale Krampfleiden (z. B. Epilepsie)

Antimykotika	Mittel gegen Pilzinfektionen
Antineuralgika	Mittel gegen Nervenschmerzen
Antiphlogistika	Mittel gegen Entzündungen
Antipsoriatika	Mittel gegen Schuppenflechte
Antipyretika	Fiebersenkende Mittel
Antirheumatika	Mittel gegen rheumatische Beschwerden
Antiseborrhoika	Mittel gegen Talgdrüsenüberfunktion
Antiseptika	Infektionserreger bekämpfende Mittel
Antitranspirantia	Schweißhemmende Mittel
Antitussiva	Hustenreizstillende Mittel
Antivarikosa	Mittel gegen Venenleiden
Antivertiginosa	Mittel gegen Schwindel, Übelkeit, Reisekrankheit
Aphrodisiaka	Mittel, die den Geschlechtstrieb steigern
Chemotherapeutika	Nicht natürlich vorkommende Wirkstoffe gegen Mikroorganismen
Cholagoga	Mittel, die den Gallenfluss anregen
Dentologika	Mittel in der Zahnheilkunde
Depurantia	Abführmittel
Dermatika	Mittel gegen Hautkrankheiten
Desinfizientia	Keimtötende Mittel
Desodorantia	Mittel gegen (Körper-)Geruch
Detergentia	Reinigungsmittel
Diagnostika	Mittel zur Untersuchung und Erkennung von Krankheiten
Diaphoretika	Schweißtreibende Mittel
Digestiva	Verdauungsfördernde Mittel
Diuretika	Harntreibende Mittel
Emetika	Brechmittel
Expektorantia	Auswurffördernde (Husten-)Mittel
Exsikkantia	Austrocknende Mittel
Geriatrika	Mittel gegen Alterserscheinungen
Gynäkologika	Mittel gegen Frauenleiden
Hämostyptika	Blutstillende Mittel
Hypnotika	Schlafmittel
Immunstimulantia	Das Immunsystem anregende Mittel
Inhalanda	Zubereitungen zur Inhalation
Kardiaka	Herzmittel
Karminativa	Mittel gegen Blähungen

Kaustika	Ätzende Mittel
Keratolytika	Mittel zur Erweichung von Hornhaut
Kontrazeptiva	Empfängnisverhütende Mittel („Pille")
Laktagoga	Milchtreibende Mittel
Laktationshemmer	Mittel zur Hemmung der Muttermilchbildung
Laxantia (Laxativa)	Abführmittel
Lipidsenker	Mittel zur Senkung der Blutfettwerte
Lokalanästhetika	Mittel zur Ausschaltung der örtlichen Schmerzempfindlichkeit
Miotika	Pupillenverengende Mittel
Mukolytika	Schleimverflüssigende Mittel
Mydriatika	Pupillenerweiternde Mittel
Narkotika	Betäubende Mittel
Nasalia	Zubereitungen zur nasalen Anwendung
Neurologika	Nervenarzneimittel
Neuroleptika	Arzneimittel zur Behandlung bestimmter psychischer Erkrankungen
Nootropika	Mittel, die den Stoffwechsel im Gehirn anregen
Ophthalmika	Augenarzneimittel
Otologika	Ohrenarzneimittel
Parenteralia	Arzneimittel zur Anwendung unter Umgehung des Magen-Darm-Traktes (Injektion, Infusion)
Protektiva	Schützende Mittel
Psychopharmaka	Mittel zur therapeutischen Beeinflussung gestörter geistiger Funktionen
Purgantia (Purgativa)	Starke Abführmittel
Relaxantia	Muskelentspannende Mittel
Rhinologika	Nasenarzneimittel
Roborantia	Stärkungsmittel
Saluretika	Mittel zur Verstärkung der Harn-(Salz-)ausscheidung
Sedativa	Beruhigungsmittel
Sekretolytika	Schleimlösende (Husten-)Mittel
Spasmolytika	Krampflösende Mittel
Stomachika	Magenmittel
Thymoleptika	Überwiegend stimmungsaufhellende Mittel gegen Depressionen
Thyreostatika	Die Bildung von Schilddrüsenhormon hemmende Mittel
Tokolytika	Wehenhemmende Mittel
Tonika	Kräftigungsmittel
Tranquillantia	Beruhigungsmittel

Urikostatika	Mittel zur Verhinderung der Harnsäurebildung
Urikosurika	Mittel zur Steigerung der Harnsäureausscheidung
Urologika	Arzneimittel für die Harnwege
Vaginalia	Zubereitungen zur vaginalen Anwendung
Virustatika	Mittel gegen Virusinfektionen
Zytostatika	(Bösartiges) Zellwachstum hemmende Mittel

Für manche Arzneimittelgruppen haben sich Akronyme eingebürgert, die auf den Wirkmechanismus Bezug nehmen, z. B.

ACE-Hemmer	Hemmer des „angiotensin converting enzyme“
DMARDs (engl.)	disease modifying antirheumatic drugs
LABA (engl.)	long acting beta-antagonist
NSAIDs (engl.)	non-steroidal anti-inflammatory drugs
NSAR	nicht-steroidale Antirheumatika
PrEP	Präexpositionsprophylaxe (Medikation vor Sexualkontakten zwecks Vermeidung einer HIV-Infektion)
PPI	Protonenpumpeninhibitoren
SABA (engl.)	short acting beta-antagonist
SERM	selektive Estrogen-Rezeptor-Modulatoren
SSRI (engl.)	selective serotonin reuptake inhibitors
(S)SNRI (engl.)	(selective) serotonin-noradrenalin reuptake inhibitors

9 Lateinische Bezeichnungen pflanzlicher und tierischer Erzeugnisse

Die folgende Zusammenstellung folgt den „neuen lateinischen Bezeichnungen" des amtlichen Arzneibuches. Die Bezeichnungen können gewöhnlich nach den in Kapitel 2.7 aufgeführten Regeln in die noch weit verbreiteten „alten lateinischen Bezeichnungen" umgewandelt werden. Diese sind beispielhaft und bei von allgemein gültigen Regeln abweichender Bildungsweise in Klammern angegeben.

Adeps	
Adeps lanae	Wollwachs
Adeps lanae cum aqua	Wasserhaltiges Wollwachs
Adeps solidus	Hartfett
Adeps suillus	Schweineschmalz

Aetheroleum (Oleum)	
Anisi aetheroleum (Oleum Anisi)	Anisöl
Aurantii amari floris aetheroleum	Pomeranzenblütenöl (Bitterorangenblütenöl)
Calami aetheroleum	Kalmusöl
Carvi aetheroleum	Kümmelöl
Caryophylli floris aetheroleum	Nelkenöl
Cinnamomi zeylanici corticis aetheroleum	Zimtöl
Citronellae aetheroleum	Citronellöl
Eucalypti aetheroleum	Eucalyptusöl
Foeniculi amari aetheroleum	Bitteres Fenchelöl
Juniperi aetheroleum	Wacholderöl
Lavandulae aetheroleum	Lavendelöl
Limonis aetheroleum (Oleum Citri)	Zitronenöl
Melaleucae aetheroleum	Teebaumöl
Menthae crispae aetheroleum	Krauseminzöl
Menthae piperitae aetheroleum	Pfefferminzöl
Neroli aetheroleum (Oleum Aurantii amari e Floribus)	Neroliöl, Bitterorangenblütenöl
Piceae aetheroleum	Fichtennadelöl
Pini sylvestris aetheroleum	Kiefernnadelöl
Pini pumilionis aetheroleum	Latschenkiefernöl

Aetheroleum (Oleum)	
Rosae aetheroleum	Rosenöl
Rosmarini aetheroleum	Rosmarinöl
Salviae officinalis aetheroleum	Dalmatinisches Salbeiöl
Salviae lavandulifoliae aetheroleum	Spanisches Salbeiöl
Terebinthinae aetheroleum rectificatum	Gereinigtes Terpentinöl
Thymi aetheroleum	Thymianöl

Amylum	
Maydis amylum (Amylum Maydis)	Maisstärke
Oryzae amylum	Reisstärke
Solani amylum	Kartoffelstärke
Tritici amylum	Weizenstärke

Balsamum	
Balsamum peruvianum	Perubalsam
Balsamum tolutanum	Tolubalsam

Bulbus	
Allii sativi bulbus (Bulbus Allii sativi)	Knoblauchzwiebel
Scillae bulbus	Meerzwiebel

Carbo	
Carbo activatus (Carbo medicinalis)	Medizinische Kohle
Carbo animalis	Tierkohle

Cera	
Cera alba	Gebleichtes (weißes) Wachs, Bienenwachs
Cera flava	Gelbes Wachs, Bienenwachs

Cortex	
Cinchonae cortex (Cortex Chinae)	Chinarinde
Cinnamomi cortex	Zimtrinde
Condurango cortex	Condurangorinde
Frangulae cortex	Faulbaumrinde
Hamamelidis cortex	Hamamelisrinde
Quercus cortex	Eichenrinde

Cortex	
Rhamni purshianae cortex	Cascararinde, amerik. Faulbaumrinde
Salicis cortex	Weidenrinde

Fel	
Tauri fel (Fel Tauri)	Ochsengalle, Galle vom Rind

Flos	
Arnicae flos (Flores Arnicae)	Arnikablüten
Aurantii amari flos	Bitterorangenblüten
Calendulae flos (Flores Calendulae sine Calycibus)	Ringelblumenblüten
Cannabis flos	Hanfblüten (Cannabisblüten)
Caryophylli flos	Gewürznelken
Chamomillae romanae flos	Römische Kamille
Crataegi flos	Weißdornblüten
Farfarae flos	Huflattichblüten
Graminis flos	Heublumen
Hibisci sabdariffae flos	Hibiskusblüten
Lamii albi flos	Weiße Taubnesselblüten
Lavandulae flos	Lavendelblüten
Malvae sylvestris flos	Malvenblüten
Matricariae flos (Flores Chamomillae)	Kamillenblüten
Millefolii flos	Schafgarbenblüten
Primulae flos cum calyce	Schlüsselblumenblüten
Rosae flos	Rosenblütenblätter
Sambuci flos	Holunderblüten
Tiliae flos	Lindenblüten
Verbasci flos	Wollblumen, Königskerzenblüten

Folium	
Althaeae folium (Folia Althaeae)	Eibischblätter
Belladonnae folium	Belladonnablätter
Betulae folium	Birkenblätter
Crataegi folium cum flore	Weißdornblätter mit Blüten
Digitalis lanatae folium	Digitalis-lanata-Blätter
Digitalis purpureae folium	Digitalis-purpurea-Blätter

Folium	
Eucalypti folium	Eukalyptusblätter
Farfarae folium	Huflattichblätter
Hamamelidis folium	Hamamelisblätter
Hederae folium	Efeublätter
Hyoscyami folium	Hyoscyamusblätter, Bilsenkrautblätter
Juglandis folium	Walnussblätter
Lauri folium	Lorbeerblätter
Malvae folium	Malvenblätter
Melissae folium	Melissenblätter
Menthae crispae folium	Krauseminzblätter
Menthae piperitae folium	Pfefferminzblätter
Myrtilli folium	Heidelbeerblätter
Orthosiphonis folium	Orthosiphonblätter
Plantaginis lanceolatae folium	Spitzwegerichblätter
Rosmarini folium	Rosmarinblätter
Rubi fruticosi folium	Brombeerblätter
Rubi idaei folium	Himbeerblätter
Salviae officinalis folium	Salbeiblätter
Sennae folium	Sennesblätter
Thymi folium	Thymianblätter
Urticae folium	Brennnesselblätter
Uvae ursi folium	Bärentraubenblätter
Vitis idaeae folium	Preiselbeerblätter

Fructus	
Ammeos visnagae fructus (Fructus Ammi visnagae)	Ammi-visnaga-Früchte, Bischofskrautfrüchte
Anisi fructus	Anis
Anisi stellati fructus	Sternanis
Capsici fructus acer	Cayennepfeffer
Cardamomi fructus	Kardamomen(-früchte)
Carvi fructus	Kümmel
Coriandri fructus	Koriander
Crataegi fructus	Weißdornfrüchte
Foeniculi fructus	Fenchelfrüchte

Fructus	
Juniperi pseudo-fructus	Wacholderbeeren
Myrtilli fructus siccus	Getrocknete Heidelbeeren
Piperis albi fructus	Weiße Pfefferfrüchte, Weißer Pfeffer
Piperis nigri fructus	Schwarze Pfefferfrüchte, Schwarzer Pfeffer
Rosae pseudo-fructus (Fructus Cynosbati sine Semine)	Hagebuttenschalen
Rosae pseudo-fructus cum fructibus	Hagebutten
Sennae fructus acutifoliae	Alexandriner-Sennesfrüchte
Sennae fructus angustifoliae	Tinnevelly-Sennesfrüchte
Silybi mariani fructus (Fructus Cardui mariae)	Mariendistelfrüchte
Sorbi fructus	Ebereschen-, Vogelbeeren
Vaccinii macrocarpi fructus	Großfruchtige Moosbeere, Kranbeere, „Cranberry"

Fungus	
Laricis fungus (Fungus Laricis)	Lärchenschwamm

Glandula	
Lupuli glandula	Hopfendrüsen

Gummi	
Acaciae gummi (Gummi arabicum)	Arabisches Gummi

Herba	
Absinthii herba (Herba Absinthii)	Wermutkraut
Agrimoniae herba	Odermennigkraut
Alchemillae herba	Frauenmantelkraut
Artemisiae herba	Beifußkraut
Asperulae herba	Waldmeisterkraut
Basilici herba	Basilikumkraut
Bursae pastoris herba	Hirtentäschelkraut
Centaurii herba	Tausendgüldenkraut
Convallariae herba	Maiglöckchenkraut
Droserae herba	Sonnentaukraut
Ephedrae herba	Ephedrakraut
Equiseti herba	Schachtelhalmkraut

Herba	
Euphrasiae herba	Augentrostkraut
Fumariae herba	Erdrauchkraut
Genistae herba	Färberginsterkraut
Hyperici herba	Johanniskraut
Lamii albi herba	Taubnesselkraut
Leonuri cardiacae herba	Herzgespannkraut
Lobeliae herba	Lobelienkraut
Majoranae herba	Majorankraut
Meliloti herba	Steinkleekraut
Millefolii herba	Schafgarbenkraut
Passiflorae herba	Passionsblumenkraut
Plantaginis lanceolatae herba	Spitzwegerichkraut
Pulmonariae herba	Lungenkraut
Serpylli herba	Quendelkraut
Solidaginis virgaureae herba	Echtes Goldrutenkraut
Thymi herba	Thymian
Urticae herba	Brennnesselkraut
Verbenae herba	Eisenkraut
Veronicae herba	Ehrenpreiskraut
Violae herba cum flore (Herba Violae tricoloris)	Wildes Stiefmütterchen mit Blüten
Visci herba	Mistelkraut

Lichen	
Lichen islandicus	Isländisches Moos, isländ. Flechte

Lignum	
Guaiaci lignum (Lignum Guajaci)	Guajakholz
Santali lignum rubrum	Rotes Sandelholz
Sassafras lignum	Sassafrasholz

Oleum	
Oleum camphoratum	Campheröl
Amygdalae oleum	Mandelöl
Amygdalae oleum virginale	Natives Mandelöl
Arachidis oleum (Oleum Arachidis)	Erdnussöl
Arachidis oleum hydrogenatum	Hydriertes (gehärtetes) Erdnussöl

Oleum	
Avocado oleum	Avocadoöl
Cacao oleum	Kakaobutter
Cocos oleum hydrogenatum	Hydriertes Kokosöl
Hyperici oleum	Johanniskrautöl, Johannisöl
Iecoris aselli oleum	Lebertran
Hippoglossi iecoris oleum	Heilbuttleberöl
Lini oleum virginale	Natives Leinöl
Oenotherae oleum raffinatum	Raffiniertes Nachtkerzenöl
Olivae oleum virginale	Natives Olivenöl
Rapae oleum raffinatum	Raffiniertes Rapsöl
Ricini oleum virginale	Natives Rizinusöl
Ricini oleum hydrogenatum	Hydriertes Rizinusöl
Ricini oleum raffinatum	Raffiniertes Rizinusöl
Sesami oleum raffinatum	Raffiniertes Sesamöl

Pericarpium	
Phaseoli pericarpium (Fructus Phaseoli sine Semine)	Bohnenschalen, Samenfreie Gartenbohnenhülsen

Pix	
Pix liquida	Holzteer
Betulae pix (Pix Betulae)	Birkenteer
Juniperi pix	Wacholderteer
Lithanthracis pix	Steinkohlenteer

Radix	
Althaeae radix (Radix Althaeae)	Eibischwurzel
Angelicae radix	Angelikawurzel
Cichorii radix	Wegwartewurzel
Echinaceae purpureae radix	Purpur-Sonnenhutwurzel
Echinaceae pallidae radix	Blasser-Sonnenhutwurzel
Gentianae radix	Enzianwurzel
Ginseng radix	Ginsengwurzel
Harpagophyti radix	Teufelskrallenwurzel
Ipecacuanhae radix	Ipecacuanha-, Brechwurzel
Levistici radix	Liebstöckelwurzel

Radix	
Liquiritiae radix	Süßholzwurzel
Ononidis radix	Hauhechelwurzel
Petroselini radix	Petersilienwurzel
Pimpinellae radix	Bibernellwurzel
Primulae radix	Primelwurzel
Ratanhiae radix	Ratanhiawurzel
Rauwolfiae radix	Rauwolfiawurzel
Rhei radix	Rhabarberwurzel
Symphyti radix	Beinwellwurzel
Taraxaci radix	Löwenzahnwurzel
Taraxaci radix cum herba	Löwenzahn-Ganzpflanze
Urticae radix	Brennnesselwurzel
Valerianae radix	Baldrianwurzel

Resina	
Mastix (resina)	Mastix (Harz)

Rhizoma	
Calami rhizoma	Kalmuswurzelstock
Cimicifugae rhizoma	Cimicifugawurzelstock
Curcumae longae rhizoma	Curcumawurzelstock
Curcumae xanthorrhizae rhizoma	Javanische Gelbwurz
Helenii rhizoma	Alantwurzelstock
Hydrastidis rhizoma	Kanadische Gelbwurz
Iridis rhizoma	Schwertlilienwurzelstock, „Veilchenwurzel“
Tormentillae rhizoma	Tormentillwurzelstock
Violae rhizoma	Märzveilchenwurzelstock
Zingiberis rhizoma	Ingwerwurzelstock

Semen	
Colchici semen	Herbstzeitlosensamen
Cucurbitae semen	Kürbissamen
Hippocastani semen	Rosskastaniensamen
Lini semen	Leinsamen
Myristicae semen	Muskatsamen, Muskatnuss
Plantaginis ovatae semen	Indische Flohsamen

Semen	
Psyllii semen	Flohsamen
Sinapis nigrae semen	Schwarze Senfsamen
Trigonellae foenugraeci semen	Bockshornsamen

Species	
Species carminativae	Blähungstreibender Tee
Species cholagogae	Gallentee
Species deflatulentes	Blähungstreibender Tee
Species diaphoreticae	Schweißtreibender Tee
Species diureticae	Harntreibender Tee
Species laxantes	Abführtee
Species nervinae	Beruhigender Tee
Species pectorales	Brusttee
Species urologicae	Blasen- und Nierentee

Stigma	
Croci stigma	Safran (Stigma = Griffel)

Stipes	
Dulcamarae stipes (Stipites Dulcamarae)	Bittersüßstengel
Maydis stipes (Stigmata Maydis)	Maisgriffel

Strobulus	
Lupuli flos (Flores Humuli Lupuli) „Strobuli Lupuli“	Hopfenzapfen

Tuber	
Salep tuber	Knabenkrautknollen, Salep

Verschiedenes	
Aether	Ether
Agar	Gallerte aus ostasiatischen Algen
Aloe barbadensis	Curacao-Aloe
Aloe capensis	Kap-Aloe
Asa foetida	Asant, Ferula-Arten-Gummiharz
Carrageen	Irländisches Moos, irländische (Rot-)Alge
Castoreum	Bibergeil

Verschiedenes	
Cetaceum artificiale	künstliches Walrat
Dextrinum	Dextrin
Faex medicinalis	Medizinische Hefe
Fucus vel Ascophyllum (Fucus vesiculosus)	Tang/Blasentang
Gelatina	Gelatine
Opium crudum	Opium
Terebinthina	Terpentin/Pinusarten-Balsam

10 Lateinische Bezeichnungen von Zubereitungen

Aquae	
Aqua ad iniectabile (fr. iniectabilia)	Wasser für Injektionszwecke
Aqua bisdestillata	Zweifach destilliertes Wasser
Aqua conservata	Konserviertes Wasser
Aqua demineralisata	Demineralisiertes Wasser
Aqua destillata	Destilliertes Wasser
Aqua fontana	Trinkwasser
Aqua purificata	Gereinigtes Wasser
Aurantii floris aqua	Orangenblütenwasser
Hamamelidis corticis aqua	Hamamelisrindenwasser
Rosae aqua	Rosenwasser

Chorda	
Chorda resorbilis sterilis	Steriles Catgut (chirurg. Nahtmaterial, wörtl. Katzendarm)

Cremores	
Cremor anionicus hydrophilicus SR[1]	Anionische hydrophile Creme SR
Cremor basalis DAC[2]	Basiscreme DAC, amphiphile Creme
Cremor basalis hydrophobicus	Hydrophobe Basiscreme DAC
Cremor nonionicus hydrophilicus SR[1]	Nichtionische hydrophile Creme SR

Emplastra	
Emplastrum adhaesivum	Heftpflaster
Plumbi emplastrum (Emplastrum Lithargyri)	Bleipflaster (nur historische Bedeutung)

Extracta	
Aloes extractum siccum normatum	Eingestellter Aloetrockenextrakt
Calendulae extractum fluidum (Extractum Calendulae fluidum)	Ringelblumenfluidextrakt
Ipecacuanhae extractum fluidum normatum	Eingestellter Ipecacuanhafluidextrakt

1 Standardrezepturen (ehem. DDR)

2 Deutscher Arzneimittel-Codex

Extracta	
Matricariae extractum fluidum	Kamillenfluidextrakt
Thymi extractum fluidum	Thymianfluidextrakt
Crataegi folii cum flore extractum siccum	Weißdornblätter-mit-Blütentrockenextrakt
Frangulae corticis extractum siccum normatum	Eingestellter Faulbaumrindentrockenextrakt
Passiflorae herbae extractum siccum	Passionsblumenkrauttrockenextrakt
Valerianae extractum siccum	Baldriantrockenextrakt

Gelata	
Gelatum basale hydrophobicum (Mucilago basalis hydrophobica)	Hydrophobes Basisgel DAC
Gelatum basale hydrophobicum emulsificans	Emulgierendes hydrophobes Basisgel DAC

Liquor	
Lithanthracis picis liquor (Liquor Carbonis detergens)	Steinkohlenteer-Lösung

Lotiones	
Zinci oxidi lotio (Lotio alba aquosa)	Zinkoxidschüttelmixtur
Zinci oxidi lotio spirituosa	Ethanolische Zinkoxidschüttelmixtur

Mel	
Mel depuratum	Gereinigter Honig
Foeniculi mel	Fenchelhonig
Mel rosatum	Rosenhonig

Mixtura	
Mixtura solvens	Schleimlösende Mixtur

Mucilagines	
Acaciae gummi mucilago (Mucilago Gummi arabici)	Gummischleim
Carbomeri mucilago aquosa (Carbomer = Polyacrylsäure)	Wasserhaltiges Carbomergel DAB
Carmellosi natrici mucilago (Carmellose = Carboxymethylcellulose)	Carmellose-Natrium-Gel DAB
Hydroxyethylcellulosi mucilago	Hydroxyethylcellulosegel
Methylcellulosi mucilago	Methylcellulosegel(-schleim)

Olea	
Oleum camphoratum 20 per centum	Campheröl 20 %
Zinci oxidi oleum (Oleum Zinci)	Zinkoxidöl

Pastae	
Zinci pasta (Pasta Zinci)	Zinkpaste
Zinci pasta mollis (Pasta Zinci mollis)	Weiche Zinkpaste

Sapones	
Sapo kalinus	Kaliseife („Schmierseife")
Sapo medicatus	Medizinische Seife

Sirupi	
Sirupus emeticus	Brechsirup
Sirupus simplex	Zuckersirup
Althaeae sirupus (Sirupus Althaeae)	Eibischsirup
Aurantii sirupus	Pomeranzensirup
Cerasi sirupus	Kirschsirup
Glucosum liquidum (Sirupus Glucosi)	Glucose-Sirup
Ipecacuanhae sirupus	Brechwurzelsirup
Plantaginis sirupus	Spitzwegerichsirup
Rubi idaei sirupus	Himbeersirup
Thymi sirupus	Thymiansirup

Solutiones	
Aluminii acetatis tartratis solutio (Liquor Aluminii acetico-tartarici)	Aluminiumacetat-tartrat-Lösung, „Essig(wein)saure Tonerde-Lösung"
Ammonii hydroxidi solutio 10 per centum (Liquor Ammonii caustici)	Ammoniak-Lösung 10 %
Castellani solutio sine colore	Farblose Castellansche Lösung
Ethacridini lactatis solutio	Ethacridinlactat-Lösung (Rivanol®-Lösung)
Ferri chloridi solutio	Eisen(III)-chlorid-Lösung
Hydrogenii peroxidum 30 per centum (Hydrogenium peroxydatum solutum concentratum)	Wasserstoffperoxid-Lösung 30 %
Kalii hydroxidi solutio (Liquor Kali caustici)	Kaliumhydroxidlösung
Methylrosanilinii chloridi solutio 1 per centum	Methylrosaniliniumchlorid-Lösung 1 % (Gentianaviolettlösung)

Solutiones	
Natrii chloridi solutio isotonica (Solutio Natrii chlorati isotonica)	Isotonische Natriumchlorid-Lösung (0,9 %)

Spiritus	
Spiritus	Ethanol 90 Vol%
Spiritus aethereus	Etherweingeist „Hoffmanns-Tropfen"
Spiritus camphoratus	Campherspiritus
Spiritus dilutus	Ethanol 70 Vol%
Spiritus saponatus	Seifenspiritus
Melissae spiritus compositus	Karmelitergeist
Vini gallici spiritus	Franzbranntwein
Vini gallici spiritus cum piceae aetheroleo	Franzbranntwein mit Fichtennadelöl

Styli	
Styli caustici	Ätzstifte
Argenti nitratis stylus	Silbernitrat-Ätzstift

Succus	
Liquiritiae succus	Süßholzsaft, Lakritze

Suppositoria	
Suppositoria laxantia	Abführende Suppositorien
Glyceroli suppositoria	Glycerolsuppositorien

Tincturae	
Tinctura amara	Bittere Tinktur
Tinctura aromatica	Aromatische Tinktur
Tinctura carminativa	Blähungstreibende Tinktur
Absinthii tinctura (Tinctura Absinthii)	Wermuttinktur
Aloes tinctura	Aloetinktur
Belladonnae folii tinctura normata	Eingestellte Belladonnatinktur
Calendulae tinctura	Ringelblumentinktur
Crataegi tinctura e foliis cum floribus (Tinctura Crataegi)	Weißdorntinktur aus Blättern und Blüten
Gentianae tinctura	Enziantinktur
Myrrhae tinctura	Myrrhentinktur
Opii tinctura normata	Eingestellte Opiumtinktur

Tincturae	
Ratanhiae tinctura	Ratanhiatinktur
Salviae tinctura	Salbeitinktur
Tormentillae tinctura	Tormentilltinktur
Valerianae tinctura	Baldriantinktur
Valerianae tinctura aetherea	Etherische Baldriantinktur

Unguenta	
Ammonii bituminosulfonatis unguentum	Ammoniumbituminosulfonat-Salbe (Ichthyol®-Salbe)
Glyceroli unguentum	Glycerolsalbe
Iecoris aselli olei unguentum	Lebertransalbe
Lanae alcoholum unguentum (Unguentum Alcoholum Lanae) „Eucerinum® anhydricum"	Wollwachsalkoholsalbe
Lanae alcoholum unguentum aquosum (Unguentum Alcoholum Lanae aquosum) „Eucerinum® cum aqua"	Wollwachsalkoholcreme, früher: Wasserhaltige Wollwachsalkoholsalbe
Macrogoli unguentum	Macrogolsalbe (Macrogol = Polyethylenglykol)
Paraffini unguentum	Paraffinsalbe
Polyvidoni-Iodi unguentum	Polyvidon-Iod-Salbe
Unguentum camphoratum	Camphersalbe
Unguentum emulsificans	Hydrophile Salbe
Unguentum emulsificans aquosum	Anionische hydrophile Creme, früher: Wasserhaltige hydrophile Salbe
Unguentum emulsificans nonionicum aquosum	Nichtionische hydrophile Creme
Unguentum leniens	Kühlcreme, früher: Kühlsalbe
Unguentum molle	Weiche Salbe
Zinci unguentum	Zinksalbe

11 Einführung in die homöopathische Terminologie

Der Begriff Homöopathie ist abgeleitet von den griechischen Wörtern „homoios" (ähnlich) und „pathos" (Leiden). Der Vater der Homöopathie ist der sächsische Arzt Samuel Hahnemann (1755–1843). Er entwickelte ein Heilverfahren, bei dem Krankheiten mit Mitteln in hohen Verdünnungen („Potenzen") behandelt werden, die bei gesunden Menschen der Krankheit ähnliche Erscheinungen hervorrufen.

Die nach dem Wahlspruch „similia similibus curentur" („Ähnliches soll durch Ähnliches geheilt werden") handelnde Homöopathie versteht sich als Alternative zu einer Therapie, die Krankheiten durch Mittel behandeln will, die den Krankheitserreger antagonisieren oder abtöten („Allopathie"). Die Homöopathie ist eine Reiz- und Regulationstherapie. Die Dosierung erfolgt durch Verdünnung (Potenzierung) der Urtinkturen. In den Monographien des Homöopathischen Arzneibuchs (HAB) werden teilweise althergebrachte Namen genannt, die noch heute eine wesentliche Rolle bei der Verschreibung durch den Homöopathen spielen.

11.1 Begriffsbestimmungen

Urtinkturen:
- Mischungen pflanzlicher Presssäfte mit Ethanol der angegebenen Konzentration laut Vorschrift.
- Auszüge aus frischen oder getrockneten Pflanzen sowie deren Absonderungen, Pflanzenteilen, Pflanzenbestandteilen, Tieren, Teilen von Tieren sowie deren Absonderungen mit flüssigen Arzneiträgern laut Vorschrift.
- Nosoden (gr. nosos – Krankheit; Zubereitungen aus Krankheitsprodukten von Mensch oder Tier, aus Krankheitserregern oder deren Stoffwechselprodukten oder aus Zersetzungsprodukten tierischer Organe).

Lösungen:
- Lösungen von Ausgangsstoffen in flüssigen Arzneiträgern.

Zubereitungen:
- Flüssige Zubereitungen sind Urtinkturen und Lösungen sowie deren flüssige Potenzen (Dilutionen).
- Feste Zubereitungen sind Verreibungen und deren feste Potenzen (Triturationen).

Darreichungsformen:
Sie können aus flüssigen oder festen Zubereitungen hergestellt werden.
Beispiele:
Tabletten, Streukügelchen (Globuli); Parenteralia, Suppositorien, Flüssige Einreibungen (Externa), Salben, Augentropfen, Mischungen, Gemeinsam potenzierte Mischungen, Nasentropfen, Flüssige weinige Verdünnungen. Triturationen können zur Einzeldosierung in Kapseln abgefüllt werden.

Ausgangsstoffe:
Ausgangsstoffe zur Herstellung homöopathischer Arzneimittel sind Stoffe im Sinne des Arzneimittelgesetzes. Sind Ausgangsstoffe durch eine besondere Vorbehandlung erhalten worden, so muss dies angegeben werden. Zu den Ausgangsstoffen zählen:
- Frische Pflanzen oder Teile frischer Pflanzen,
- Drogen (getrocknete Pflanzen oder Pflanzenteile),
- Tiere,
- Körperflüssigkeiten,
- Mineralische, anorganische und synthetische Stoffe.

Potenzieren:
Die Potenzierung ist das stufenweise Verdünnen fester oder flüssiger Zubereitungen nach einer jeweils angegebenen Vorschrift.

Verdünnungsgrade (verschiedene Konzentrationen) werden durch die Zahl der Verdünnungsstufen erreicht. Sie werden in der Regel durch die Zahl der Verdünnungsstufen im Herstellungsgang entsprechend dem Verdünnungsverhältnis gekennzeichnet.
Verdünnungsverhältnisse werden mit einem Zeichen gekennzeichnet.

Ø kennzeichnet die Urtinktur
D kennzeichnet das Verhältnis 1 zu 10 – Dezimalpotenz
C kennzeichnet das Verhältnis 1 zu 100 – Centesimalpotenz

Beispiel: Dezimalpotenz (D)

Verarbeitungsmenge		Potenzstufe
1 Teil	mit 9 Teilen	D1
1 Teil D1	mit 9 Teilen	D2
1 Teil D2	mit 9 Teilen	D3

Centesimalpotenz (C)

Verarbeitungsmenge		Potenzstufe
1 Teil	mit 99 Teilen	C1
1 Teil C1	mit 99 Teilen	C2
1 Teil C2	mit 99 Teilen	C3

„LM – Potenzen“, LM I, LM II Verdünnungsverhältnis 1 zu 50.000 (auch Q-Potenzen genannt)

Nosoden:
Als Nosoden (von griech. nosos – Krankheit) versteht man homöopathisch potenzierte Zubereitungen aus pathologischen Körperflüssigkeiten und Krankheitserregern. Die Potenzierung und Verabreichung des krankmachenden Agens an sich entspricht einer konsequent zu Ende gedachten homöopathischen Philosophie („Gleiches soll mit Gleichem geheilt werden").

Spagyrik:
Spagyrische Arzneimittel werden nach alten Regeln der Alchemie zubereitet, verschiedene Herstellungsverfahren sind ebenfalls im Homöopathischen Arzneibuch beschrieben. Sie beinhalten meist eine Destillation sowie die Veraschung des Destillationsrückstandes bei hoher Temperatur. Schließlich wird die Asche dem Destillat wieder beigegeben, es wird also zuerst getrennt und dann wieder vereinigt, worauf sich der Name bezieht (griech. spao – trennen, ageiro – vereinen).

11.2 Besonderheiten der homöopathischen Terminologie

Im HAB ist die „alte lateinische Bezeichnung" nach deutscher Tradition verbindlich. Bei Salzen wird das Anion in Form eines Adjektivs dem Kation zur Seite gestellt. Teilweise sind in der Homöopathie traditionelle, sonst unübliche Bezeichnungen sowie für die Allopathie ungewöhnliche Arzneistoffe noch gebräuchlich.

11.2.1 Alte chemische Bezeichnungen

Aethiops antimonialis	Antimon(III)-sulfid mit schwarzem Quecksilbersulfid (Spießglanzmohr)
Aethiops mineralis	Quecksilber(II)-sulfid mit Schwefel (Quecksilbermohr)
Alumina	Tonerde
Arsenicum album	Arsen(III)-oxid (Weißes Arsenik)
Aurum chloratum natronatum	Natriumtetrachloroaurat (Goldsalz)
Cinnabaris	Rotes Quecksilber(II)-sulfid (Zinnober)
Glonoinum	Glyceroltrinitrat (Nitroglycerin)
Graphites	Graphit
Mercurius bijodatus	Quecksilber(II)-iodid
Mercurius cyanatus	Quecksilber(II)-cyanid
Mercurius dulcis	Quecksilber(I)-chlorid, „Kalomel"
Mercurius sublimatus corrosivus	Quecksilber(II)-chlorid, „Sublimat"
Mercurius vivus	Quecksilber
Natrium muriaticum	Natriumchlorid (Kochsalz) (alt für Natrium chloratum)

Silicea	Gefälltes Siliciumdioxid, Gefällte Kieselsäure
Tartarus stibiatus	Kaliumantimonyltartrat, „Brechweinstein"

11.2.2 Tiere und tierische Teile

Ambra grisea	Grauer Amber, Ambra (talgartige Darmmasse des Pottwales)
Apisinum	Bienengift der Honigbiene
Apis mellifica	Honigbiene
Asterias rubens	Roter Seestern
Blatta orientalis	Orientalische Schabe
Castoreum	Bibergeil (Bauchdrüsensekret des Bibers)
Corallium rubrum	Kalkskelett der roten Edelkoralle
Dactylopius coccus	Cochenille-Laus
Euspongia officinalis	Meerschwamm (Schwammkohle)
Formica rufa	Rote Waldameise
Lachesis mutus	Schlangengift der Buschmeisterschlange
Lytta vesicatoria (Cantharis)	Spanische Fliege
Naja naja	Schlangengift der indischen Brillenschlange (Kobra)
Ostrea edulis (Conchae)	Kalk der zerbrochenen Austernschalen
Sepia officinalis	Tintendrüsensekret des Tintenfisches
Talpa europaea	Maulwurf

12 Zahlen, Mengen und Abkürzungen

12.1 Grundzahlen

1	unus, una, unum
2	duo, duae, duo
3	tres, tres, tria
4	quạt(t)uor
5	quinque
6	sex
7	septem
8	octo
9	novem
10	decem
11	ụndecim
12	duọdecim
13	trẹdecim
14	quattuọrdecim
15	quịndecim
16	sẹdecim
17	septẹndecim
18	duodevigịnti
19	undevigịnti
20	vigịnti
21	vigịnti unus; unus et vigịnti
22	vigịnti duo; duo et vigịnti
23	vigịnti tres
24	vigịnti quattuor
25	vigịnti quinque
26	vigịnti sex
27	vigịnti septem
28	duodetrigịnta
29	undetrigịnta
30	trigịnta
31	trigịnta unus; unus et trigịnta
32	trigịnta duo usf.
38	duodequadragịnta
39	undequandragịnta
40	quadragịnta
41	quadragịnta unus usf.
48	duodequinquagịnta
49	undequinquagịnta
50	quinquagịnta usf.
60	sexagịnta
70	septuagịnta
80	octogịnta
90	nonagịnta
100	centum
109	centum novem
200	ducẹnti, ae, a
300	trecẹnti, ae, a
400	quadringẹnti, ae, a
500	quingẹnti, ae, a
600	sescẹnti, ae, a
700	septingẹnti, ae, a
800	octingẹnti, ae, a
900	nongẹnti, ae, a
1000	mille
2000	duo mịlia
3000	tria mịlia
5000	quinque mịlia
10000	decem mịlia
50000	quinquagịnta mịlia
100000	centum mịlia
200000	ducẹnta mịlia
1000000	decies centẹna mịlia

12.2 Ordnungszahlen

der Erste	primus	einfach	simplex
der Zweite	secụndus	zweifach	duplex
der Dritte	tẹrtius	dreifach	triplex
der Vierte	quartus	vierfach	quạdruplex
der Fünfte	quintus	fünffach	quịnquiplex
der Sechste	sextus	zehnfach	dẹcemplex
der Siebente	sẹptimus	hundertfach	cẹntuplex
der Achte	octạvus		
der Neunte	nonus		
der Zehnte	dẹcimus		

12.3 Griechische Zahlen (in der chemischen Nomenklatur)

1	mono	(einfach)	11	ụndeca
2	di	(zweifach)	12	dọdeca
3	tri	(dreifach)	13	trịdeca
4	tetra	(vierfach)	14	tetrạdeca
5	penta	(fünffach)	15	pentạdeca
6	hexa	(sechsfach)	16	hexạdeca
7	hepta	(siebenfach)	17	heptạdeca
8	octa	(achtfach)	18	octạdeca
9	nona	(neunfach)	19	nonạdeca
10	deca	(zehnfach)	20	eịkosa (ikosa)

12.4 Römische Zahlen

I = 1	XX = 20	CC = 200
II = 2	XXX = 30	CCC = 300
III = 3	XL = 40	CD = 400
IV = 4	L = 50	D = 500
V = 5	LX = 60	DC = 600
VI = 6	LXX = 70	DCC = 700
VII = 7	LXXX = 80	DCCC = 800
VIII = 8	XC = 90	CM = 900

IX = 9	IC = 99	XM = 990
X = 10	C = 100	M = 1000

Regeln

1. Das Zeichen für die größere Zahl steht stets links vom Zeichen der kleineren Zahl.
2. Steht das Zeichen einer kleineren Zahl links, so ist die entsprechende Zahl zu subtrahieren statt zu addieren. CM = 1000 – 100 = 900
3. Es ist nicht gestattet, mehrere Grundzeichen oder ein Hilfszeichen voranzustellen.

Grundzeichen:	I	X	C	M
	1	10	100	1000
Hilfszeichen:	V	L	D	
	5	50	500	

   Beispiel:
   MCMLIX = 1959, aber nicht LM, sondern CML für 950.
4. Die Werte von gleichen nebeneinander gestellten Zeichen werden addiert.
   CCC = C + C + C = 300

12.5 Einige wichtige pharmazeutische Abkürzungen

AAppO	Approbationsordnung für Apotheker
ABDA	Bundesvereinigung Deutscher Apothekerverbände (früher Arbeitsgemeinschaft der Berufsvertretungen Deutscher Apotheker)
ADKA	Bundesverband (früher Arbeitsgemeinschaft) Deutscher Krankenhausapotheker
AMG	Arzneimittelgesetz
ApBetrO	Apothekenbetriebsordnung
API	Active Pharmaceutical Ingredient (Wirkstoff)
ApoG	Apothekengesetz
APV	Arbeitsgemeinschaft für Pharmazeutische Verfahrenstechnik
ATC-Code	Anatomical Therapeutic Chemical Classification
BAK	Bundesapothekerkammer
BfArM	Bundesinstitut für Arzneimittel und Medizinprodukte
BP	British Pharmacopoeia
BtM	Betäubungsmittel
BtMG	Betäubungsmittelgesetz
BtMVV	Betäubungsmittelverschreibungsverordnung
Ch. B.	Chargenbezeichnung (Charge = in einem Arbeitsgang hergestellte Menge)
CRS	Chemische Referenzsubstanz
DAB	Deutsches Arzneibuch
DAC/NRF®	Deutscher Arzneimittel-Codex / Neues Rezeptur-Formularium

DAV	Deutscher Apotheker-Verband
DC	Dünnschichtchromatographie
DGGP	Deutsche Gesellschaft für Geschichte der Pharmazie
DPhG	Deutsche Pharmazeutische Gesellschaft
DRF	Deutsche Rezeptformeln (obsolet)
EMA	European Medicines Agency (Europäische Arzneimittelzulassungsbehörde)
EuAB	Europäisches Arzneibuch
FDA	Food and Drug Administration (USA)
FI	Fachinformation (beschreibt Eigenschaften von Fertigarzneimitteln für Heilberufler)
FMB	Formulae Magistrales Berolinenses (obsolet)
GC	Gaschromatographie
GLP	Good Laboratory Practice
GMP	Good Manufacturing Practice
HAB	Homöopathisches Arzneibuch
HPLC	High Performance Liquid Chromatography (Hochleistungsflüssigkeitschromatographie)
HV	Handverkauf
I.E.	Internationale Einheit
INN	International Nonproprietary Name (Internationaler Freiname)
IUPAC	International Union of Pure and Applied Chemistry
LC	Liquid Chromatography (Flüssigkeitschromatographie)
LSD	Lysergsäurediethylamid
MAK	Maximale Arbeitsplatz-Konzentration
MS	Massenspektrometrie
NMR	Nuclear Magnetic Resonance (Kernspinresonanz)
OTC	„over the counter" (nicht-verschreibungspflichtige Arzneimittel)
ÖAB	Österreichisches Arzneibuch
OP	Originalpackung
Ph. Helv.	Pharmacopoea Helvetica (Arzneibuch des Schweiz)
Ph. Eur.	Pharmacopoea Europaea (Europäisches Arzneibuch)
PKA	Pharmazeutisch-kaufmännische(r) Angestellte(r)
PTA	Pharmazeutisch-technische(r) Assistent(in)
PZ	Pharmazeutische Zeitung
RCT	Randomized Clinical Trial (randomisierte klinische Studie)
Rx	Verschreibungspflichtige Arzneimittel (entlehnt von „recipe")
SPC	Summary of Product Characteristics (Fachinformation)

SR	Standardrezepturen (obsolet, ehem. DDR)
TLC	Thin Layer Chromatography (Dünnschichtchromatographie)
USP	United States Pharmacopoeia
WHO	World Health Organization (Weltgesundheitsorganisation)

Anhang: Lösungen zu den Übersetzungsübungen

MERKE

Falls keine Bezeichnungen in Klammern genannt werden, ist die „Alte lateinische Bezeichnung" mit der „Neuen lateinischen Bezeichnung" identisch.

Übungsaufgabe S. 21
Gentianae tinctura, Betulae folium, Arnicae flos, Zinci pasta, Melissae spiritus.

Übersetzungaufgabe Seite 33
Ethanolum anhydricum (Alcohol absolutus), Aqua conservata, Ephedrinum anhydricum, Coffeini compressi (Tabulettae Coffeini).

Weißdornfluidextrakt, eingestellter Weißdorntrockenextrakt, gebleichtes (weißes) Wachs, Weißes Vaselin, Trockenextrakte, Anisöl, Birkenblätter, Himbeersirup, Lorbeeröl, Schachtelhalmkraut, geschnittene Sennesblätter, geschnittene Pfefferminzblätter, geschnittenes Wermutkraut, Süßholztrockenextrakt.

Übersetzungaufgabe Seite 35
Cera flava, Vaselinum flavum, Vaselinum album, Tinctura amara, Phenolum liquefactum, Paraffinum perliquidum, Paraffinum solidum (Paraffinum durum), Paraffinum liquidum (Paraffinum subliquidum), Tinctura carminativa, Thymi sirupus compositus (Sirupus Thymi compositus).

Gelbes Vaselinöl, geschnittenes Thymiankraut, Sternanisfrüchte, Fenchelöl, Schweineschmalz, gebleichtes Wachs, Brennnesselblätter, Sonnentaukraut.

Übersetzungaufgabe Seite 37
Lichen islandicus, Sal Ems factitium, Cinnamomum ceylanicum, Balsamum peruvianum, Frangulae cortex (Cortex Frangulae), Frangulae cortex concisus (Cortex Frangulae concisus), Matricariae flos (Flores Chamomillae), Chamomillae romanae flos (Flores Chamomillae Romanae), Tiliae flos (Flores Tiliae), Calendulae flos (Flores Calendulae sine Calycibus), Pulmonariae herba (Herba Pulmonariae), Pulveres normati.

Schweineschmalz, Hartfett, Rohcresol, Kaliseife (Schmierseife), Medizinische Seife, Kohlegranulat, Medizinische Kohle.

Übersetzungaufgabe Seite 39 (oben)
Angelicae radix concisa (Radix Angelicae concisa), Valerianae radix (Radix Valerianae), Ipecacuanhae radix (Radix Ipecacuanhae), Gentianae radix (Radix Gentianae), Frangulae cortex concisus (Cortex Frangulae concisus), Althaeae radix concisa (Radix Althaeae concisa),

Levistici radix (Radix Levistici), Adeps suillus, Melissae folium concisum (Folia Melissae concisa), Rhei radix (Radix Rhei), Liquiritiae radix (Radix Liquiritiae), Belladonnae radix (Radix Belladonnae), Juglandis folium (Folia Juglandis), Salicis cortex (Cortex Salicis), Lithanthracis pix (Pix Lithanthracis).

Birkenteer, Eingestellter Rhabarbertrockenextrakt, Reisstärke, Weinige Rhabarbertinktur, Wasserfreies Ethanol, Gereinigte Kieselerde.

Übersetzungaufgabe Seite 39 (unten)

Arachidis oleum (Oleum Arachidis), Maydis amylum (Amylum Maydis), Ononidis radix (Radix Ononidis), Cera liquida, Hamamelidis extractum fluidum (Extractum Hamamelidis fluidum), Foeniculi tinctura composita (Tinctura Foeniculi composita), Foeniculi aetheroleum (Oleum Foeniculi).

Perubalsam, Schafgarbenblüten, Ethanolhaltige Iod-Lösung, Pepsinwein.

Übersetzungaufgabe Seite 41

Calami rhizoma (Rhizoma Calami), Tormentillae rhizoma (Rhizoma Tormentillae), Solani amylum (Amylum Solani), Hippocastani semen (Semen Hippocastani), Sulfur sublimatum, Lini semen (Semen Lini), Lavandulae spiritus (Spiritus Lavandulae), Althaeae sirupus (Sirupus Althaeae), Tinctura amara.

Zusammengesetzter Melissengeist, Römische Kamillen, (Weißes) Augenvaselin, Pomeranzen-Fluidextrakt, Fenchelhonig, Weiße Pfefferfrüchte, Schwarze Pfefferfrüchte, Ingwerwurzelstock, Eingestelltes Opiumpulver.

Übersetzungaufgabe Seite 44

Wacholderfrüchte (-beeren), Kümmelfrüchte, Fenchelfrucht (-früchte).

Sinapis semen (Semen Sinapis), Digitalis lanatae folium (Folia Digitalis lanatae), Quercus cortex concisus (Cortex Quercus concisus), Spiritus dilutus.

Übersetzungaufgabe Seite 48

Species laxantes, Solutio iniectabilis, Sal Ems artificiale (Sal Ems factitium), Dosis letalis, Faex medicinalis, Essentia dulcis, Solutio infundibilis.

Resorbierbares steriles Catgut (Nahtmaterial), Kolloider Schwefel, Adrenalin-Injektionslösung.

Übersetzungaufgabe Seite 51

Eichenrinde zum tierarzneilichen Gebrauch, Chloramphenicol-Augentropfen 0,5 Prozent, Farblose Castellansche Lösung, Weißdornblätter mit Blüten, Frische Heidelbeeren, (Schleim) lösende Mixtur, Schwefel zum äußerlichen Gebrauch, Wasser für Injektionszwecke.

Übersetzungsaufgabe Seite 77

Acidum acetylsalicylicum (Acidum acetylosalicylicum), Acidum ascorbicum (Acidum ascorbinicum), Acidum benzoicum, Acidum citricum anhydricum, Acidum hydrochloridum dilutum (Acidum hydrochloricum dilutum), Acidum sorbicum (Acidum sorbinicum), Arsenii trioxidum (Acidum arsenicosum), Acidum salicylicum, Acidum tartaricum, Acidum trichloraceticum.

Essigsäure 30%, Essigsäure 99% (Eisessig), Salpetersäure, Schwefelsäure, Schweflige Säure, Salzsäure 35% (Konzentrierte Salzsäure), Salpetrige Säure, Ameisensäure 25% (Verdünnte Ameisensäure).

Übersetzungsaufgabe Seite 79
(Natrium nitrosum) Natrii nitris, (Natrium hypochlorosum) Natrii hypochloris, (Kalium disulfurosum) Kalii metabisulfis, (Natrium sulfurosum anhydricum) Natrii sulfis anhydricus, (Natrium sulfurosum heptahydricum) Natrii sulfis heptahydricus.

Übersetzungsaufgabe Seite 80 (oben)
Natrii metabisulfis (Natrium disulfurosum), Ferri chloridum (Ferrum sesquichloratum), Kalii acetas (Kalium aceticum), Ammnonii hydrogenocarbonas (Ammonium bicarbonicum – Ammonium hydrogencarbonicum), Bismuthi subsalicylas (Bismutum subsalicylicum), Barii sulfas (Barium sulfuricum), Magnesii stearas (Magnesium stearinicum), Magnesii subcarbonas levis (Magnesium subcarbonicum leve), Argenti (!) nitras (Argentum nitricum), Natrii lactatis solutio (Solutio Natrii lactici), Magnesii oxidum leve (Magnesia usta).

Natriumbenzoat, Natriumacetat-Trihydrat, Kaliumcarbonat, Kaliumdichromat, Natriumnitrit, Magnesiumaspartat-Dihydrat, Calciumpantothenat, Kaliumpermanganat, Calciumcitrat, Wasserfreies Kupfer(II)-sulfat, Wasserfreies Natriumsulfit.

Übersetzungsaufgabe Seite 80 (unten)
Aluminii chloridum hexahydricum (Aluminium chloratum hexahydricum), Ammonii bromidum (Ammonium bromatum), Calcii carbonas (Calcium carbonicum), Kalii bromidum (Kalium bromatum), Kalii citras (Kalium citricum), Kalii iodidum (Kalium jodatum), Natrii chloridum (Natrium chloratum), Natrii carbonas anhydricus (Natrium carbonicum anhydricum), Natrii fluoridum (Natrium fluoratum).

Natriumiodid, Schweres basisches Magnesiumcarbonat, Magnesiumtrisilicat, Natriumnitrit, Quecksilber(II)-chlorid, Zinkchlorid, Zinkacetat-Dihydrat, Basisches (Bismut-) Wismutcarbonat, Kaliumhydrogentartrat, Wasserfreies Natriumsulfat, reinstes Natriumhydroxid, Natriumhydroxid-Lösung.

Übersetzungsaufgabe Seite 98 f.
Vaselinum album (weiße Vaseline/weißes Vaselin), Acidum salicylicum (Salicylsäure), Vitrum pipettatum (Pipettenflasche), Triamcinolonum acetonidum (Triamcinolonacetonid), Prednisolonum aceticum (Prednisolonacetat), Aqua conservans (konservierendes Wasser), Natrium chloratum (Natriumchlorid, Kochsalz), Atropinum sulfuricum (Atropinsulfat), Oleum Olivarum (Olivenöl), Acidum citricum anhydricum (wasserfreie Zitronensäure), Oleum Arachidis hydrogenatum (gehärtetes Erdnussöl), Misce (ut) fiant suppositoria (Mische, damit Zäpfchen entstehen), Oleum Ricini raffinatum (gereinigtes Ricinusöl).

Eingestellte Brechwurzeltinktur
Zusammengesetzter Anisspiritus
Thymiansirup
Konservierendes Wasser (85 Gramm)

Acetylsalicylsäure
Codeinphosphat
Hartfett
Mische, damit Zäpfchen enstehen, gib zehn solcher Dosen ab.
Gesamtgewicht 20 Gramm

Übersetzungsaufgabe Seite 105
hydrophob (lipophil), Diastole, Hypertonie, praeoperativ, exogen, anabol, Kontraktion, Synthese.

Übersetzungsaufgabe Seite 122
Erkrankung mehrerer peripherer Nerven durch Diabetes, Atemstillstand, Hornhautentzündung des Auges, Entzündung des Dick- und Dünndarms, Künstliche Öffnung der Luftröhre, Spiegelung der Luftröhrenhauptäste, Unterfunktion der Schilddrüse, Entfernung des Wurmfortsatzes (Blinddarmoperation), Bauchspeicheldrüsenentzündung, Bauchfelldialyse, Vermehrter Gallenfarbstoffanteil im Blut, Nierensteinerkrankung, fehlende Harnausscheidung, Bauchhöhlenschwangerschaft, Ausbleiben der Monatsblutung, (altersbedingtes) Aufhören der Monatsblutungen, Auftreten eines Diabetes mellitus während der Schwangerschaft, Gebärmutterkrebs, Geschwulst aus Muskelgewebe, Krankheitserscheinungen in den Tagen vor der Monatsblutung, unter der harten Hirnhaut liegendes Blutgerinnsel.

Anhang: Lateinische Phrasen und Sinnsprüche

A capite ad calcem (Historisches Ordnungsprinzip)	Von Kopf bis Fuß (wörtl. zur Ferse)
A priori	Von vorneherein
A posteriori	Im Nachhinein
Ab initio	Von Anfang an
Ars longa, vita brevis est (Hippokrates von Kos)	Die Kunst ist lang, das Leben ist kurz
Ad multos annos	Auf viele Jahre
Carpe diem (Horaz)	Nutze den Tag
Cogito ergo sum (Descartes)	Ich denke, also bin ich
Contra vim mortis non est medicamen in hortis (Regimen Sanitatis, um 1275)	Gegen die Macht des Todes gibt es kein Heilmittel in den Gärten
Corpus delicti	Beweisgegenstand
De facto	tatsächlich
De novo	von neuem, erneut
(Sola) Dosis facit venenum (Paracelsus,1493–1541)	(Allein) die Dosis macht das Gift.
Dum spiro, spero	Solange ich atme, hoffe ich
Errare humanum est (Cicero)	Irren ist menschlich
Expressis verbis	In genau diesen Worten, ausdrücklich
Fortiter in re, suaviter in modo	Stark in der Sache, milde in der Art
Homo constat ex corpore et animo	Der Mensch besteht aus Leib und Seele
In statu nascendi	Im Werden (wörtl. im Status des Geborenwerdens)
Lege artis	Nach (allen) Regeln der Kunst
Locus minoris resistentiae	Ort des geringsten Widerstandes
Medicina soror philosophiae (Tertullian)	Die Medizin ist die Schwester der Philosophie
Medicus curat, natura sanat (Hippokrates von Kos)	Der Arzt kuriert, die Natur heilt
Memento mori!	Gedenke des Todes!
Mens sana in corpore sano (verkürzt nach Juvenal)	Ein gesunder Geist (wohnt nur) in einem gesunden Körper
Modus operandi	Art und Weise des Handelns
Mors certa, hora incerta	Der Tod ist gewiss, die Stunde ist ungewiss

Nota bene	Merke gut, wohlgemerkt
Omne vivum ex ovo (William Harvey)	Alles Leben kommt aus dem Ei
Omnis cellula e cellula (Rudolf Virchow)	Jede Zelle kommt aus einer Zelle
Pars pro toto	Ein Teil steht für das Ganze
Per vias naturales	Auf natürlichen Wegen
Plenus venter non studet libenter (Regimen Sanitatis, um 1275)	Ein voller Bauch studiert nicht gern
Primum nil nocere (Hippokrates von Kos)	Zu allererst nicht schaden
Quod erat demonstrandum (Euklid)	Was zu beweisen war
Quidquid agis, prudenter agas et respice finem	Was auch immer du tust, tu es klug und bedenke die Folgen (wörtl. das Ende)
Repetitio est mater studiorum	Wiederholung ist die Mutter des Studierens
Requiescat in pace (RIP)	Er/sie ruhe in Frieden
Restitutio ad integrum	Wiederherstellung völliger Gesundheit
Salus aegroti suprema lex	Das Wohl des Kranken ist das oberste Gesetz
Sensu lato	im weiteren Sinne
Sensu stricto	im engeren Sinne
Similia similibus curentur (Grundgesetz der Homöopathie nach Hahnemann)	Gleiches soll mit Gleichem geheilt werden
Suum cuique	Jedem das seine
Ultima ratio	Letzte Möglichkeit (z.B. der Therapie)
Vice versa	umgekehrt

Stichwortverzeichnis